全国高职高专教育医药卫生类专业课程改革"十二五"规划教材

供临床医学、口腔医学、医学检验技术、医学影像技术、
康复治疗技术、护理学、助产等专业用

Histology and Embryology

组织学与胚胎学

主　审　王秀琴

主　编　张国境

副主编　朱劲华　岳黎敏

编　委　（按姓氏笔画排序）

朱劲华（江苏建康职业学院）

刘春燕（新疆医科大学高等职业技术学院）

张国境（首都医科大学燕京医学院）

陈剑英（江西医学院上饶分院）

岳黎敏（河北工程大学医学院）

金　洁（首都医科大学燕京医学院）

U0305624

江苏凤凰科学技术出版社

图书在版编目（CIP）数据

组织学与胚胎学 / 张国境主编. —南京：江苏凤凰科学技术出版社，2012.8（2018.1重印）
ISBN 978-7-5345-9452-6

Ⅰ.①组… Ⅱ.①张… Ⅲ.①人体组织学－医学院校－教材②人体胚胎学－医学院校－教材 Ⅳ.①R32

中国版本图书馆CIP数据核字（2012）第156502号

组织学与胚胎学

主　　　编	张国境
责 任 编 辑	程春林
责 任 校 对	郝慧华
责 任 监 制	曹叶平　方　晨

出 版 发 行	江苏凤凰科学技术出版社
出版社地址	南京市湖南路1号A楼，邮编：210009
出版社网址	http://www.pspress.cn
印　　　刷	南京精艺印刷有限公司

开　　　本	889 mm×1 194 mm　1/16
印　　　张	9.5
字　　　数	220 000
版　　　次	2012年8月第1版
印　　　次	2018年1月第4次印刷

标 准 书 号	ISBN 978-7-5345-9452-6
定　　　价	48.50元

出版说明

为服务于我国高职高专教育医药卫生类专业高素质技能型人才的培养，充分体现《国家中长期教育改革和发展规划纲要（2010~2020）》的精神，落实"十二五"期间高职高专医药卫生类教育的相关政策，适应现代社会对临床医学人才岗位能力和职业素质的需要，遵照卫生部新的执业资格考试大纲的要求，推动各院校课程改革的深入进行，凤凰出版传媒集团江苏科学技术出版社作为长期从事教育出版的国家一级出版社，在"十一五"期间推出一系列卫生职业教育教材的基础上，于2011年9月组织全国60多家高职高专医学院校开发了这套高职高专教育临床医学专业课程改革"十二五"规划教材。

该套教材包括基础课程、专业课程和公共课程28种，配套教材5种。其编写特点如下：

1. 遵循教材编写的"三基"、"五性"、"三特定"的原则，在保证内容科学性的前提下，注重全国范围的代表性和适用性。

2. 充分吸收和借鉴了国内外有关临床医学最重要的内容和最新研究成果，以及国内不同版本教材的精华，摒弃了传统空洞不实的研究性知识，做到了基础课程与专业课程紧密结合，临床课程与工作实践无缝链接，充分体现行业标准、规范和指南，将培养高素质技能型人才的宗旨落到实处。

3. 教材将内容分为基础模块、实践模块和选修模块三大部分，切合了国家临床执业助理医师资格考试大纲的要求。基础模块是学生必须掌握的部分，实践模块的安排体现了以学生为主体的现代教学理念，选修模块为学生提供了个性化的选择空间。

4. 注重整套教材的系统性和整体性，力求突出专业特色，减少学科交叉，避免出现相应学科间内容重复甚至表述不一致的情况。

5. 各科均根据学校的实际教学时数编写，精炼文字，压缩篇幅，利于学生对重要知识点的掌握。

6. 在不增加学生负担的前提下，根据学科需要，部分教材采用彩色印刷，以提高教材的成书品质和内容的可读性。

7. 根据教学需要，部分课程设有配套教材。

这套教材的编写出版，得到了广大高职高专医学院校的大力支持，作者均来自各学科教学一线，具有丰富的临床、教学、科研和写作经验。本套教材的出版，必将对我国高职高专护理学的教学改革和人才培养起到积极的推动作用。

全国高职高专教育医药卫生类专业课程改革"十二五"规划教材

供临床医学、护理学、口腔医学、医学检验技术、
医学影像技术、康复治疗技术、助产等专业用

《组织学与胚胎学》	张国境 王秀琴 主编	《预防医学》		周恒忠 主编
《生物化学》	李宜川 李素婷 主编	《全科医学概论》		王 兵 主编
《生理学》	叶俊颖 主编	《中医学》		周争道 主编
《药理学》	秦红兵 王淑芬 主编	《卫生法学》	翟晓璞 蔡红星 主编
《医学心理学》	韩 冰 主编	《老年病学》		王 欣 主编
《医学伦理学》	颜景霞 主编	《康复医学概论》	章 稼 常冬梅 主编
《诊断学》	赵汉英 主编	《医用化学》		张韶虹 主编
《内科学》	胡桂才 蔡小红 主编	《病理学与病理生理学》	丁运良 李玉红 主编
《外科学》	刘跃新 母传贤 主编	《病原生物与免疫学》	曹元应 陈育民 主编
《儿科学》	郑 惠 主编	《人体解剖学》	金昌洙 刘 扬 主编
《妇产科学》	翟建军 主编	《儿科学实训指导》		郑 惠 主编
《眼耳鼻喉口腔科学》	叶文忠 主编	《计算机基础》		张 丹 主编
《急诊与灾害医学》	凌 斌 张松峰 主编	《大学生心理健康教育》	张曼华 张旺信 主编
《皮肤性病学》	温树田 主编	《就业指导》		陈国忠 主编
《传染病学》	胡 芳 主编			

前　言

　　《组织学与胚胎学》是根据医学高等专科教育的培养目标,结合本课程教学要求,由从事《组织学与胚胎学》教学工作的一线教师编写而成。本教材适用于高中起点的三年制临床医学专业,兼顾了专科层次其他相关医学专业的需要,同时也可以作为专科层次成人教育的参考用书。

　　本教材为适应培养高素质、技能型医疗卫生人才的要求,以体现科学性、先进性和实用性作为教材编写的指导思想,注重"三基"培训,突出实践技能的培养。在编写过程中我们着力于以下五个方面。①精选教材内容:在对《组织学与胚胎学》基本内容进行系统叙述的同时,遵循"必需""够用"的原则,重点突出,层次分明。②增加图表信息:针对学生特点,体现形象思维为主,逻辑思维为辅的原则,增加图、表信息,且插图全部为彩图,以便学生理解和记忆。在插图的挑选过程中,一方面精心挑选、处理经典的模式图,另一方面增加切片标本照片的数量。③增设学习目标和思考题:学习目标分为掌握、熟悉和了解三个层次,有了明确的目标,便于学生把握重点内容;学生通过思考题可以对所学内容进行检测。④增加"知识链接":为提高学生的学习兴趣,拓宽知识面,以"知识链接"的形式介绍一些与教材内容相关的新知识、新技术及临床知识,达到激发学生专业兴趣的目的。⑤遵循认知规律,调整教材结构和教学顺序:为了便于学生学习《组织学与胚胎学》的知识,特增加"细胞"一章,使教材内容由易到难,由浅入深,由简单到复杂,符合认知循序渐进的规律。除此之外,还对相关教学内容的顺序安排作了调整,便于学生理解、掌握本课程的基本知识。

　　由于编者水平有限,时间紧迫,教材中不足之处在所难免,恳请广大师生给予批评指正。

编　者
2012 年 6 月

目　　录

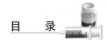

绪　　论

◉学习目标

　　掌握:组织学与胚胎学的研究内容;HE 染色的原理和异染性的概念。
　　熟悉:石蜡切片的制备技术;电镜技术的应用;组织学与胚胎学的学习方法。
　　了解:组织学与胚胎学的其他研究技术。

一、组织学与胚胎学的研究内容

组织学与胚胎学由"组织学"和"胚胎学"两门密切相关而研究内容又完全不同的学科组成。组织学(histology)是利用显微镜技术研究正常人体的微细结构及其相关功能的科学。组织学的研究内容包括细胞、组织、器官与系统。

细胞(cell)是组成机体结构和功能的基本单位,数量众多、形态多样、功能各异。由形态相似、功能相近的细胞群和细胞外基质组成**组织**(tissue)。细胞外基质是指细胞与细胞之间的物质,由细胞产生,对细胞起到支持、联系、营养和保护的作用,构成了细胞生存的微环境。人体大致由四种基本组织构成,即上皮组织、结缔组织、肌组织和神经组织。**器官**(organ)是由不同类型的基本组织以特定的方式组合而成,具有一定形态结构,可执行特定生理功能。系统(system)是由多个功能相关的器官构成,能够完成某一连续的生理功能。人体由多个系统组成。

胚胎学(embryology)是研究生物个体发生及其机制的科学,其研究内容包括生殖细胞发生及成熟、受精、胚胎发育、胚胎与母体的关系、先天性畸形等。

二、组织学与胚胎学在医学中的地位

组织学与胚胎学是一门重要的医学基础课程,与基础和临床各学科都有一定的关系,和生理学、免疫学、病理学、妇产科学、儿科学的关系最为密切,是学好这些课程的必备基础。胚胎学的内容还在疾病预防、计划生育、优生优育等方面具有重要的指导作用。

三、组织学与胚胎学常用的研究方法

在组织学与胚胎学的学习和研究中,必须借用显微镜来观察微小的结构,所以常用的计量单位是微米(μm)和纳米(nm)。

$$1 \text{ 微米}(\mu m) = 1/1000 \text{ 毫米}(mm)$$
$$1 \text{ 纳米}(nm) = 1/1000 \text{ 微米}(\mu m)$$

组织学与胚胎学的研究方法,通常是将细胞、组织、器官制成标本,利用显微镜进行观察。随着科学技术的发展,组织标本的制作技术和显微镜技术都有了很大进展,下面仅就常用的组织标本制作技术加以介绍。

（一）一般光学显微镜技术

光学显微镜（light microscope，LM），简称**光镜**，应用光镜观察组织切片是组织学最基本的研究方法。光镜下所见的形态结构，称为光镜结构（微细结构）。光学显微镜的最高分辨率为 0.2 μm，可将物体放大约 1500 倍。由于多数组织和细胞是无色透明的，在普通光镜下不能辨认，须经过一定的标本制作，并用生物染色剂对不同的结构进行染色，才能在光镜下观察。

石蜡切片技术是经典且最常用的技术，其制备程序大致如下。

1. 取材和固定　将新鲜材料切成小块（小于 1.0 cm³），放入固定液中固定，固定液种类很多，常用的为 10% 甲醛溶液。固定的目的是保持活体状态的组织结构。

2. 脱水、透明和包埋　固定后的组织块经梯度乙醇脱水，再用二甲苯透明，然后包埋于石蜡中，制成组织蜡块。

3. 切片和染色　用切片机将组织蜡块切成 5～7 μm 的薄片，贴于载玻片上，经二甲苯脱蜡后进行染色。

染色是用染料使无色的组织结构呈现不同的颜色，便于镜下观察。

最常用的染色方法为**苏木精－伊红**染色法，简称 **HE 染色法**。苏木精（hematoxylin）是碱性染料，易将细胞核内的染色质及细胞质内的核糖体等酸性物质染成紫蓝色；伊红（eosin）是酸性染料，易将细胞质和细胞外基质等碱性物质染成红色（图 0-1）。

在染色过程中，细胞和组织中的某些成分与碱性染料亲和力强，易被染成紫蓝色的特性，称为**嗜碱性**；细胞和组织中的某些成分与酸性染料亲和力强，易被染成红色的特性，称为**嗜酸性**；某些组织成分与酸性染料和碱性染料的亲和力都不强，这种染色特性则称为**中性**。还有一些组织结构染色后呈现的颜色与所用染料的颜色不同，这种现象称为**异染性**。如用蓝色的碱性染料甲苯胺蓝染肥大细胞时，其颗粒呈现紫红色，而不是被染成蓝色。

除 HE 染色法外，还有一些特异性地显示某种成分或结构的染色方法，统称为特殊染色。较为常用的有**银染法**，一些组织结构可直接使硝酸银还原而被染成棕黑色或棕黄色，这种染色特性称为**亲银性**；而有些组织结构需加入还原剂后才能使硝酸银还原而被染成棕黑色或棕黄色，称为**嗜银性**（图 0-2）。

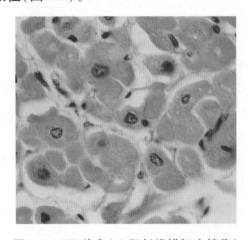

图 0-1　HE 染色（心肌纤维横切光镜像）

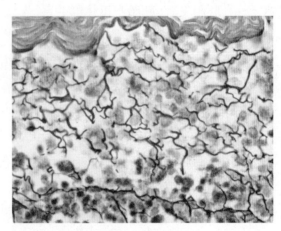

图 0-2　银染法

4. 封片　染色后的切片经梯度乙醇脱水，二甲苯透明，再用树胶加盖玻片密封，以便长期保存。

除石蜡切片外，还有以下几种切片：① **火棉胶切片**，在制作较大组织块（如脑）的切片时，可用火棉胶代替石蜡进行包埋;②**冷冻切片**,将未经固定的新鲜组织迅速经液氮骤冷,再用恒冷箱切片机进行切片,适用于酶的研究和快速病理诊断;③**涂片**,将血液、骨髓等液体标本均匀地涂于载玻片上,再进行固定和染色;④**铺片**,将柔软组织(疏松结缔组织或肠系膜等)制成薄膜铺在载玻片上,再进行固定和染色;⑤**磨片**,将坚硬组织(骨、牙等)磨成薄片贴于载玻片上,经染色后观察。

(二) 电子显微镜技术

电子显微镜(electron microscopy,EM),简称**电镜**,是用电子束代替可见光,用电磁透镜代替光学透镜,将放大的图像成像于荧光屏上。其分辨率可达 0.2 nm,可将物体放大 100 万倍。电子显微镜下显示的结构,称为电镜结构(超微结构)。电镜包括**透射电镜**和**扫描电镜**。

1. **透射电镜**(transmission electron microscopy,TEM)　用于观察细胞内部的超微结构,需制备超薄切片(50~80 nm),制备程序与石蜡切片相仿,用树脂代替石蜡包埋,各步骤要求更为严格。使用重金属盐进行电子染色,与染料染色不同的是,电子染色不产生颜色差别,只产生明暗反差,从而提高结构的清晰度。电镜下见到的结构若呈黑色,称为电子密度高;反之,呈浅灰色的,称为电子密度低(图0-3)。

2. **扫描电镜**(scanning electron microscopy,SEM)　用于观察细胞和器官表面立体微细结构。电镜标本不需制成超薄切片,组织块经固定、脱水、干燥和表面喷镀薄层碳与金属膜后,即可置于扫描电镜下观察,在荧光屏上显示标本表面的立体构像(图0-4)。

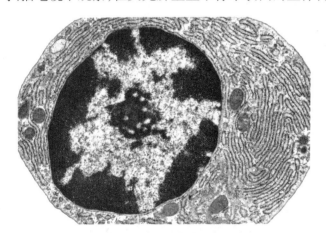 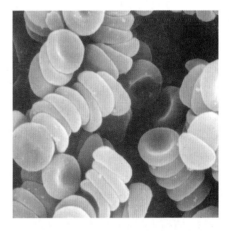

图0-3　浆细胞透射电镜像　　　　　图0-4　红细胞扫描电镜像

(三) 组织化学技术

组织化学技术(histochemistry)是应用化学、物理、生物化学、免疫学和分子生物学的原理和技术,与组织学技术相结合而产生的技术。该技术可在组织切片上定性、定位、定量地显示某种物质的性质、分布及数量,从而探讨与其有关的功能活动。

1. **一般组织化学技术**　是在组织切片上加入某种化学试剂,利用试剂与组织细胞内的待检物质发生化学反应,在局部形成有色沉淀物,通过观察该产物,从而对组织细胞内的某些化学成分进行定性、定位和定量的研究。例如,**过碘酸－希夫反应(PAS反应)**是显示多糖的组织化学反应,其反应过程是多糖经过碘酸氧化为多醛,多醛与无色的品红硫酸复合物(希夫试剂)结合,在多糖存在的部位形成紫红色的沉淀物,从而证明细胞内含有多糖。

2. **免疫组织化学技术**　是应用抗原与抗体特异性结合的免疫学原理,检测组织内多肽和蛋白质等大分子物质的存在与分布的技术。其主要过程为：首先将欲检测的某多肽或蛋白质作为抗原免疫动物，以产生相应抗体；然后从动物血清中提取该抗体，并使该抗体与标记物结合成为标记抗体，常用的标记物有荧光素、辣根过氧化物酶、胶体金等；用标记抗体与待测的组织切片孵育，标记抗体则与组织切片中的相应抗原发生特异性结合，在显微镜下通过观察抗体上的标记物而获知欲检测的多肽或蛋白质的分布部位、性质和量的变化。

（四）体外培养技术

体外培养技术包括组织培养和细胞培养，是将活的组织或细胞在体外模拟体内的条件下进行培养的技术。此技术可用于研究细胞、组织的生物学行为（如细胞增殖、分化等），还可用于观察各种因素（物理、化学及生物因素）对细胞、组织的影响。

知识链接 ······

组织学与胚胎学研究的其他技术

1. 放射自显影术　是通过活细胞对放射性物质的特异性摄入，以显示该细胞的功能状态或该物质在组织和细胞内的代谢过程。

2. 原位杂交术　是分子生物学理论和技术与形态学科相结合的技术。其原理是用带有标记物的已知碱基顺序的 DNA 或 RNA 序列片段作为核酸探针，与细胞内待测的 DNA 或 RNA 按碱基配对的原则，进行特异性原位结合，即杂交。然后通过对标记物的显示和检测，而获知目的 DNA 或 RNA 的有无及相对量。

3. 组织工程　是用细胞培养技术在体外模拟构建机体组织和器官的技术，旨在为器官缺损患者提供移植替代物。目前，正在研究构建的组织器官主要有皮肤、软骨、骨、肌腱、血管、角膜等，其中以组织工程皮肤较为成功，已成为商品应用于临床。

四、组织学与胚胎学的学习方法

学习组织学与胚胎学应注意以下四方面的联系。

1. 理论与实践相联系　理论课学习的知识一定要在实验课中认真观察、验证，并充分利用实物标本、模型、动画、图片等直观教具，加强对理论知识的理解和记忆。组织学与胚胎学作为医学基础学科，还要注重基础知识与临床应用的适当联系。

2. 结构与功能相联系　组织学与胚胎学是以研究形态结构为主的科学，所以首先应着重各组织器官的形态结构的内容，同时也要注意与其结构相适应的功能特点。因为两者是密切相关的。形态结构是功能活动的基础，功能活动的改变也会引起形态结构的变化。例如，巨噬细胞有较多的溶酶体，使之具有很强的吞噬功能；而成纤维细胞处于功能活跃时，体积大，含有丰富的粗面内质网和发达的高尔基复合体。功能处于相对静止状态时，体积变小，粗面内质网少，高尔基复合体不发达。因此，坚持结构与功能相联系，有利于加深理解，融会贯通。

3. 平面与立体相联系　组织切片和图片所显示的是细胞、组织和器官的平面结构，实际上任何细胞、组织和器官的结构都是三维立体的，同一结构可因切面的不同而呈现不同的图像。因此，在观察组织切片时，要发挥想象力，注意平面结构与立体结构的联系，正确理解和认识真实的立体组织结构（见图0-5）。

4. 静态与动态相联系　胚胎发育是一个连续的过程，各部分的发育是同步进行的，但讲解时只能是分阶段、分章节描述，学习时注重静态与动态相联系，建立动态的空间思维方法。

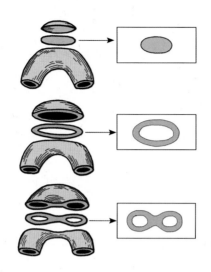

图 0-5　弯曲管状结构不同切面所示形状图

思考题

1. 简述组织学与胚胎学的研究内容。如何学好这门课程？
2. 什么是 HE 染色，染色结果如何？
3. 什么是嗜碱性、嗜酸性和异染性？

（张国境）

第一章　细　　胞

◉学习目标

　　掌握：细胞的光镜结构；细胞器、细胞骨架的电镜结构和功能。
　　熟悉：细胞膜的结构和功能；细胞核的结构和功能。
　　了解：细胞周期概念、分期和各期特点。

细胞是一切生物体结构和功能的基本单位。人体是多细胞动物，先由细胞组成组织，再由组织构成器官和系统，最后器官和系统再有机地结合构成人体，人体的生理功能和代谢过程都是以细胞为结构单位而进行的。

一、细胞的结构与功能

细胞（cell）是一切生物体结构和功能的基本单位。学习和了解细胞内容有助于了解人体的微细结构及相关功能，并能诠释一切生命现象。

人体约有200多种不同类型的细胞，它们形态各异，大小不等。有的细胞形态可随功能状态不同而变化。细胞形态有球形、多边形、立方形、圆柱状和星形多突状等，都是由于适应有机体各种特定的功能演化而成。如接受刺激传导冲动的神经细胞，它有很长的突起，而能流动的白细胞则呈球形。

人体细胞的形态及大小虽然各不相同，但它们均具有相同的基本结构，即由细胞膜、细胞质和细胞核三部分组成（见图1-1）。

（一）细胞膜

细胞膜（cell membrane）是包裹在细胞外表面的一层薄膜，又称质膜，厚7～10 nm，光镜下不可见。细胞膜形成一种屏障，使细胞具有一个相对稳定的内环境。在细胞与周围环境之间进行物质交换、能量转换及信息传递过程中起着决定性的作用。

细胞膜在电镜下清晰可见，由内、中、外三层结构组成。内外两层电子密度高，色深；中间层电子密度低，色浅，显示出"两暗夹一明"的特点。凡具有这三层结构的膜称为单位膜。单位膜是一切生物膜所具有的共同特性。

细胞膜的化学成分主要是脂类、蛋白质和糖。关于细胞膜的分子结构，目前公认的是"液态镶嵌模型学说"。此学说认为细胞膜主要由脂质双分子层构成支架，并具有半流动的性质。膜蛋白嵌入或结合于脂质分子层，是膜各种功能的物质基础（见图1-2）。

细胞膜的功能主要有：维持细胞的形态及完整性，构成细胞的屏障，进行选择性的物质交换，具有细胞识别和信号传递功能，参与细胞间的粘连和细胞运动。

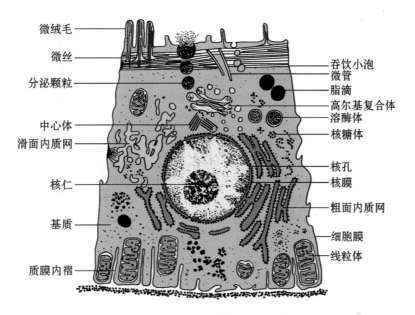

图 1-1　细胞一般结构模式图

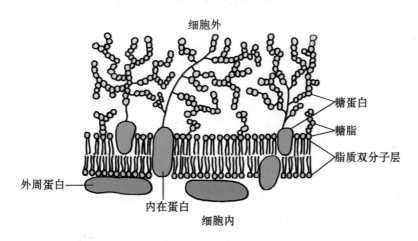

图 1-2　细胞膜分子结构模式图

（二）细胞质

细胞质（cytoplasm）简称胞质,位于细胞膜与细胞核之间,由细胞器、细胞骨架、包涵物和细胞基质组成。细胞基质是细胞中均质无定形的胶状物质,生活状态下呈液体状,又称细胞液,是细胞质的基本成分,填充于细胞质的有形结构之间。

1. **细胞器**（organelles）　是悬浮在基质内具有一定的形态结构并能进行一定生理功能的结构。细胞器分为有膜和无膜两类,有膜细胞器包括线粒体、内质网、高尔基复合体、溶酶体和过氧化物酶体;无膜细胞器包括核糖体和中心体。

（1）**线粒体**（mitochondria）　是细胞的供能站,除了红细胞外,存在于各种细胞中。光镜下特殊染色显示线粒体呈杆状、颗粒状或椭圆形。电镜下,线粒体由双层膜围成,外膜光滑,内膜向内折叠形成线粒体嵴。在不同功能的细胞中,线粒体嵴的形态有差异,在一般的细胞中,线粒体嵴呈板状。在合成分泌类固醇激素的细胞中,线粒体嵴呈管状。线粒体的主要功能是进行氧化磷酸化合成 ATP,为细胞直接提供能量,细胞生命活动能量的 95% 来自线粒体合成的 ATP（见图 1-3）。

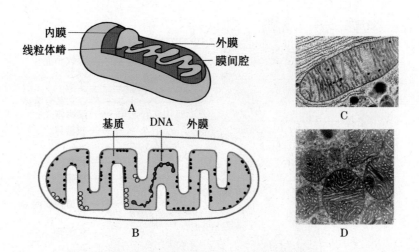

图1-3 线粒体结构模式图和电镜像

A. 立体结构模式图；B. 电镜结构模式图；C. 板状嵴线粒体电镜像；D 管状嵴线粒体电镜像

（2）核糖体（ribosome） 是细胞内最小的细胞器。由核糖核酸（RNA）和蛋白质组成。电镜下是一种球形的颗粒状结构，是合成蛋白质的结构单位。核糖体有两种存在形式：一种是游离于细胞质内，称为游离核糖体，执行功能时，由mRNA将其串连成多聚核糖体，主要合成细胞自身需要的结构蛋白质；另一种是附着于内质网表面，称为附着核糖体，主要合成分泌蛋白质等（图1-4）。

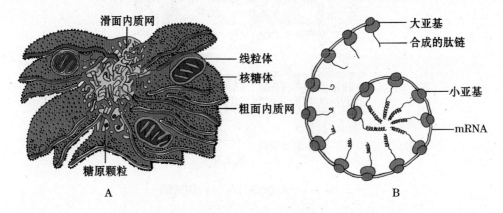

图1-4 内质网和多聚核糖体电镜结构模式图

A. 粗面内质网和滑面内质网；B. 多聚核糖体

（3）内质网（endoplasmic reticulum，ER） 是真核细胞内的重要细胞器，由单位膜围成的封闭式扁平囊或管泡样结构，以分支互相吻合成网。根据表面有无核糖体附着分为粗面内质网和滑面内质网两种（图1-4）。

1）粗面内质网（rough endoplasmic reticulum，RER）：多为平行排列的扁囊，表面有核糖体附着。粗面内质网主要合成分泌蛋白质、溶酶体蛋白和部分膜蛋白等。在合成分泌蛋白质旺盛的细胞内RER非常发达。可根据RER的发达程度判断细胞的功能状态。

2）滑面内质网（smooth endoplasmic reticulum，SER）：多为表面光滑的分支管泡状结构，表面无核糖体附着。在某些合成类固醇激素、三酰甘油的细胞内非常发达。滑面内质网功能复杂，因细胞种类不同而异，参与糖、脂类的代谢；参与类固醇激素的合成；在肝细胞有解毒和合成胆汁的功能；在肌细胞具有贮存和释放Ca^{2+}的功能。

（4）高尔基复合体（Golgi complex）　是细胞的加工厂，位于细胞核附近的网状结构。电镜下，发达的高尔基复合体由多层扁平囊、小泡和大泡组成。典型的高尔基复合体形成两个不同的面：一个面朝向细胞核，称凸面，有许多小泡，是由粗面内质网上脱落下来的，将其合成的物质运输到高尔基复合体，又称运输泡；与凸面相对的一面，称凹面，朝向细胞膜，有许多大泡，是从高尔基复合体脱落形成的分泌颗粒或溶酶体（图1-5）。高尔基复合体的功能：高尔基复合体对来自RER的蛋白质进行加工、修饰、浓缩和糖基化，最终形成分泌颗

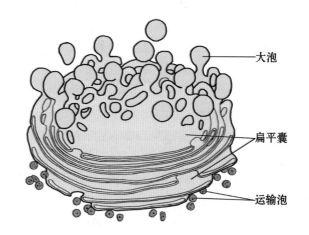

大泡

扁平囊

运输泡

图1-5　高尔基复合体电镜结构模式图

粒排到细胞外，同时还对各种溶酶体酶浓缩，形成初级溶酶体，还参与细胞膜的再循环和更新。

（5）溶酶体（lysosome）　是细胞内的消化器，由一层单位膜围成的球形小体，内含多种酸性水解酶，具有极强的消化分解物质的能力。溶酶体可分为三种。①初级溶酶体：尚未参与消化功能的溶酶体。②次级溶酶体：初级溶酶体与被消化物融合的结构，是参与消化活动的功能阶段。溶酶体所消化的物质如果是外源性的，被称为异噬性溶酶体；如果溶酶体所消化的物质是内源性的，则被称为自噬性溶酶体。③残余体：次级溶酶体参与消化活动后，常剩余一些不能被消化的物质，这时的溶酶体称为残余体。溶酶体的功能是对细胞的外来异物和细胞内的衰老细胞器起消化分解的作用。正常情况下的消化作用，对细胞本身无损害。但在某些病理情况下，如缺氧、中毒等情况下，溶酶体膜受损，水解酶流到细胞质内，导致细胞被消化而死亡。

（6）微体（microbody）　是由一层单位膜围成的圆形或椭圆形小体，内含过氧化物酶和过氧化氢酶等，又称过氧化物酶体。过氧化氢酶可催化过氧化氢产生水和氧，防止过氧化氢对细胞的毒性作用。

（7）中心体（centrosome）　电镜下，主要由一对互相垂直的中心粒构成。中心粒是一个中空的短圆柱状小体，每个小体是由9组纵行的三联微管环绕而成。中心体主要参与细胞的分裂活动及纺锤体、鞭毛和纤毛的形成。

2. 细胞骨架（cytoskeleton）　主要包括微丝、微管和中间丝。

（1）微丝（microfilaments）　化学成分是肌动蛋白，直径为5～6 nm，与细胞的收缩、吞噬和运动有关，另外还对细胞起支持作用。

（2）微管（microtubules）　主要成分是微管蛋白，直径约25 nm，与细胞内某些物质的运输有关，是构成纺锤体、纤毛、鞭毛和中心体的主要成分。

（3）中间丝（intermediate filaments）　是实心细丝，直径介于微丝与微管之间，如张力原纤维、神经丝均属中间丝。中间丝是构成细胞骨架的重要成分，除起支持作用外，还有物质运输等多种功能。

以上结构构成细胞骨架，维持细胞的形态，参与细胞的运动、物质转运等。

3. 包涵物（inclusions）　是细胞质中具有一定形态的各种代谢产物和贮存物质的总称。包括分泌颗粒、糖原、色素颗粒、脂滴等，它们不属于细胞器。

（1）分泌颗粒　常见于各种腺细胞，内含酶、激素等生物活性物质。颗粒大小、形态常因细胞

种类而异,但分泌颗粒都有单位膜包裹。

（2）糖原颗粒　是细胞内葡萄糖贮存的形式,分散于细胞内。

（3）脂滴　是细胞贮存脂类的形式,内含脂肪酸、三酰甘油和胆固醇等。在脂肪细胞及分泌类固醇激素的细胞较多,一般细胞较少。

（三）细胞核

人类除成熟红细胞无细胞核外,其余所有的细胞都有细胞核。多数细胞通常只有一个细胞核,少数细胞有双核或多核,有些细胞可达数百个,如骨骼肌细胞。细胞核含有 DNA 遗传信息分子,是储存和传递遗传信息的场所。细胞核通过 DNA 的复制和转录,控制细胞的增殖、分化和代谢等功能活动,因此细胞核是细胞的重要结构。细胞核的形状常与细胞的形态相适应,如球形、立方形和多边形细胞的细胞核为圆形;柱状细胞的细胞核多为椭圆形。在 HE 染色时细胞核因含有 DNA 和 RNA 而具有强嗜碱性,染成蓝紫色。细胞核通常是细胞体积的 1/4 ～ 1/3。细胞核由核膜、核仁、染色质和核基质四部分组成(图 1-6)。

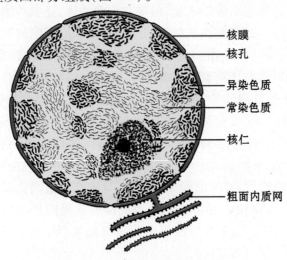

核膜
核孔
异染色质
常染色质
核仁
粗面内质网

图 1-6　细胞核电镜结构模式图

1. 核膜　是包在核表面的薄膜,在电镜下可见。由内外两层单位膜组成,两层膜间的腔隙称为核周隙,外层核膜上有核糖体附着。核膜上有小孔,称为核孔,是细胞核与细胞质之间进行物质交换的通道。

2. 核仁　是合成核糖体的场所,呈圆球形,一般 1～2 个,无膜包绕。核仁的主要化学成分为 RNA 和蛋白质。核仁的主要功能是转录核糖体 RNA(rRNA)和组装核糖体亚单位。

3. 染色质与染色体　是遗传物质的载体。染色质是指细胞间期核内存在的分布不均匀、易被碱性染料着色的物质,是细胞间期遗传物质的存在形式。HE 染色的标本中,染色质呈现出两种不同的形态:着色浅淡、分布较稀疏的部分称为常染色质,是核内有功能活性的部分;着色较深、较浓缩的部分称异染色质,是核内功能静止的部分。染色质的主要化学成分是 DNA 和蛋白质,这两种成分组成颗粒状的结构,称为核小体,是构成染色质的基本结构单位。

染色体是细胞分裂时,每条染色质丝高度螺旋化、变短、变粗形成的特定形态结构。染色质和染色体是同一物质的不同功能状态。染色体的数目是恒定的,人体细胞为 23 对染色体。其中 22 对常染色体,一对性染色体(XY 或 XX),每条染色体是由两个染色单体组成。染色体是成双配对的,即每种形态的染色体有两条(一对),它们分别来自双亲的对应染色体,故又称同源染色体。染色体的数目在遗传学上有重要的价值,某些先天性遗传性疾病与染色体的变化有关,如先天性卵巢发育不全的患者染色体数目为45 条,比正常女性少1 条性染色体。

4. 核基质与核内骨架 ①核基质,无定形的胶样物质;②核内骨架,由酸性蛋白组成的骨架系统,对核孔、核仁和染色质起支架作用。

二、细胞周期

细胞周期是指连续分裂的细胞从上一次分裂结束始至下一次分裂完成为止所经历的全过程。细胞周期的两个主要时期为分裂间期和分裂期(图1-7)。

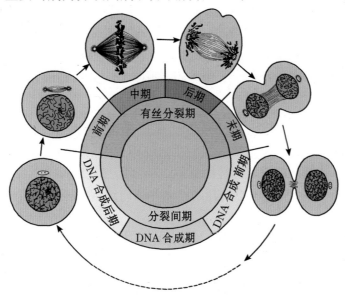

图 1-7 细胞周期示意图

（一）分裂间期

分裂间期一般持续的时间较长,约占整个细胞周期的95%。在间期内,细胞核无明显的形态学变化,但能合成大量蛋白质,执行各种细胞功能,同时染色体所含全部基因组的 DNA 也在间期进行复制。根据 DNA 合成程序,间期又分为 DNA 合成前期（G_1）、DNA 合成期（S）和 DNA 合成后期（G_2）。

1. G_1期 是细胞周期的第一个阶段。此期的长短因细胞的种类而异,历时数小时到数日。G_1期早期主要为 DNA 复制做物质准备,如合成期所需的各种蛋白质、核苷酸和酶类。G_1期晚期主要合成某些启动蛋白,当这些蛋白质的量达到一定阈值时才能启动 DNA 的合成,使细胞进入 S期。若达不到阈值时,则成为静止细胞,进入 G_0期。因此,细胞最终会出现以下三种趋势。

（1）增殖细胞 能及时从 G_1期进入 S 期,并保持旺盛的分裂能力。

（2）暂不增殖细胞 此类细胞不立即转入 S 期,而是在需要时如损伤、手术等,才进入 S 期。

（3）不增殖细胞 此细胞进入 G_1期后,失去分裂能力,一直处于 G_1期,最后通过分化、衰老直至死亡。

2. S 期 是 DNA 合成期。此期主要活动是合成 DNA 和蛋白质,通过复制,DNA 含量增加一倍,结果使体细胞的 DNA 成为四倍体。同时还合成组蛋白和进行中心粒的复制。

3. G_2期 是 S 期后到有丝分裂期前的时期。主要活动是中心粒生长并成熟,完成有丝分裂所需的 RNA、蛋白质合成和能量的贮备。

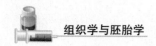

（二）分裂期

此期比上述分裂间期所需时间短,约占整个细胞周期时长的5%。细胞分裂能力强弱不等。分裂能力强的细胞通过细胞分裂,产生两个新的子细胞之后,很快进入分裂间期。有的细胞则完全丧失分裂能力,称为终末细胞,如红细胞等。

三、细胞分裂

人类的细胞分裂方式有三种,即无丝分裂、有丝分裂和减数分裂。

（一）无丝分裂

无丝分裂又称直接分裂,是一种比较简单的细胞分裂方式,在人体很少见。在无丝分裂中核膜、核仁不消失。分裂开始时,细胞核变长,核膜出现狭窄,中央凹陷,细胞核进一步拉长呈哑铃形,细胞核和细胞质一分为二,形成两个子细胞;若细胞质不分开,则形成双核。

（二）有丝分裂

有丝分裂又称间接分裂,是细胞主要的分裂方式。细胞分裂时在光镜下可见细胞内的细丝,故称为有丝分裂。有丝分裂是一个连续的细胞变化过程,通常根据形态变化将其分为四期,即前期、中期、后期和末期。各期之间没有明显的界限。

1. 前期　染色质形成染色体;中心粒开始移动并移向细胞的两极形成纺锤体;核仁及核膜逐渐消失。

2. 中期　核仁和核膜完全消失;染色体移到细胞的赤道板上;从纺锤体发出的微管附着于每一个染色体的着丝点上。

3. 后期　由于纺锤体微管的活动,染色体的着丝点纵裂,两个姐妹染色单体分开,并向相反的方向移动接近中心体,染色单体分为两组;细胞逐渐拉长,在赤道板处的细胞膜缩窄,细胞呈哑铃形。

4. 末期　染色单体逐渐解螺旋,重新出现染色质丝和核仁;内质网形成核膜;细胞赤道板处细胞膜的缩窄加深,最后分裂为两个二倍体的子细胞。

（三）减数分裂

减数分裂是特殊的分裂方式,只发生在生殖细胞形成过程的某个阶段。主要特点是细胞只进行一次DNA的复制,而完成两次细胞分裂。两次分裂分别称为减数分裂期 I 和减数分裂期 II。

1. **减数分裂期 I**　分为前期 I、中期 I、后期 I 和末期 I 四个期。

（1）前期 I　历时较长,有的可达数周、数年甚至数十年。此期主要发生的活动是染色质变成染色体,一条染色体由两条单体通过着丝点连接;然后同源染色体(即来自父母双方)配对,形成四分体,同源染色体之间的基因随机进行交换,形成新的等位基因组合;核仁和核膜消失。

（2）中期 I　四分体的染色体移向赤道板,纺锤体的微管分别与同极侧的染色体着丝点相连。

（3）后期 I　同源染色单体受纺锤体微管的作用移向两极,移向两极的同源染色体含有两条染色单体,结果是到达每一极的染色体数量是细胞染色体总数量的一半。

（4）末期 I　同于有丝分裂末期,核膜重建。分裂形成两个子细胞,其染色体为23条,但每个染色体由两条染色单体组成。

2. **减数分裂期Ⅱ** 第一次减数分裂完成后,即进行第二次减数分裂,其分裂过程与有丝分裂过程相似,但无 DNA 的复制。第一次减数分裂形成的两个子细胞内的染色体是同源染色体的分离,分别是23($2n$)条,但每条染色体有两个相连的姐妹染色单体。第二次减数分裂是姐妹染色单体的分离。经两次减数分裂后性细胞染色体的数目是体细胞染色体数目的一半(即 $1n$),受精后染色体数目恢复到体细胞的数目。

思考题

1. 哪些细胞器参与蛋白质的合成? 其结构特点是什么?
2. 简述细胞膜的结构和功能。
3. 简述细胞骨架的组成及功能。
4. 简述染色质与染色体的关系。

（**刘春燕**）

第二章 上皮组织

◉学习目标

　　掌握:上皮组织的一般特点和分类;各种被覆上皮的结构特点和功能。

　　熟悉:上皮细胞游离面、基底面的特殊结构。

　　了解:腺细胞、腺上皮和腺的概念;外分泌腺的结构与分类;细胞侧面的连接结构。

　　上皮组织(epithelial tissue)简称**上皮**(epithelium),是由大量形态规则、排列紧密的细胞和少量的细胞外基质所组成。上皮细胞具有明显的极性。极性是指上皮细胞的两端在结构和功能上具有明显的差别。上皮细胞朝向体表或有腔器官腔面的一面称为游离面;与游离面相对的朝向深部结缔组织的一面,称为基底面。上皮细胞基底面附着于基膜上,并借此膜与结缔组织相连。上皮组织内大都无血管,其所需营养依靠结缔组织内的血管提供。上皮组织内一般富有感觉神经末梢。

　　上皮组织具有保护、吸收、分泌和排泄等功能。位于身体不同部位和器官的上皮常以某种功能为主。如分布在体表的上皮以保护功能为主。上皮组织主要分为被覆上皮和腺上皮两大类。在某些部位少数上皮细胞还可特化为感觉上皮和肌上皮等,本章主要叙述被覆上皮和腺上皮。

一、被覆上皮

(一)被覆上皮的类型和结构

　　被覆上皮分布广泛,主要分布在身体表面或有腔器官的内表面。根据其上皮细胞的排列层数和在垂直切面上细胞的形状可分为六类。

　　1. **单层扁平上皮**(simple squamous epithelium)　又称单层鳞状上皮,由一层扁平状细胞组成。从上皮表面观察,细胞呈不规则形或多边形,细胞边缘呈锯齿状或波浪状,互相嵌合;细胞核呈椭圆形,位于细胞中央。从上皮的垂直切面观察,细胞扁薄,细胞质很少,只有含核的部分略厚(见图2-1,图2-2)。衬贴于心、血管和淋巴管腔面的单层扁平上皮称为内皮;分布在胸膜、腹膜和心包膜表面的单层扁平上皮称为间皮。此外,该上皮还分布于肺泡和肾小囊壁层等处。单层扁平上皮的功能主要是保持器官表面光滑,利于血液和淋巴液的流动,或减少器官之间的摩擦。

　　2. **单层立方上皮**(simple cuboidal epithelium)　由一层立方形的细胞组成,从上皮表面观察,每个细胞呈多边形;从上皮的垂直切面观察,细胞大致呈立方形,细胞核呈圆形,位于中央(见图2-3)。这种上皮常见于肾小管、甲状腺滤泡等处,具有分泌和吸收功能(见图2-4)。

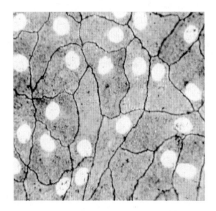

图 2-1 单层扁平上皮表面观（银染）

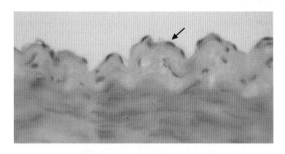

图 2-2 单层扁平上皮切面观（光镜像）

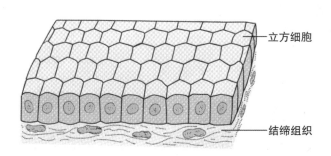

图 2-3 单层立方上皮立体结构模式图

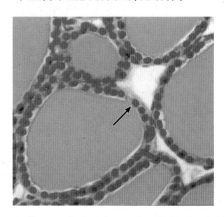

图 2-4 单层立方上皮切面——甲状腺（光镜像）

3. **单层柱状上皮**（simple columnar epithelium） 由一层柱状细胞组成。从表面观察，细胞呈多边形;从上皮的垂直切面观察，细胞呈长柱状,细胞核呈长椭圆形,常位于细胞近基底部。此种上皮大多分布在胃肠、子宫、胆囊和输卵管等器官的腔面,具有吸收和分泌等功能。分布于肠黏膜者,柱状细胞之间散在有杯状细胞（goblet cell）。杯状细胞形似高脚酒杯,底部狭窄,含深染的胞核,顶部膨大,充满分泌颗粒,可分泌黏液,以润滑和保护上皮。分布在小肠腔面的柱状上皮游离面有微绒毛,其密集排列形成光镜下的纹状缘。分布在子宫和输卵管等腔面的单层柱状上皮,细胞游离面具有纤毛（图 2-5,图 2-6）。

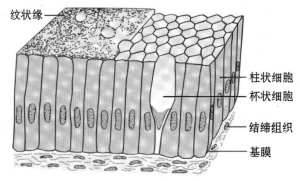

图 2-5 单层柱状上皮立体模式图

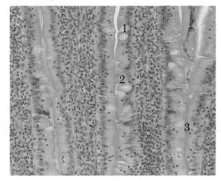

图 2-6 单层柱状上皮光镜像

1. 杯状细胞;2. 柱状细胞;3. 纹状缘

4. 假复层纤毛柱状上皮（pseudostratified ciliated columnar epithelium） 由柱状细胞、梭形细胞、锥形细胞和杯状细胞组成。假复层纤毛柱状上皮中每个细胞都附着于基膜上，但只有柱状细胞和杯状细胞的顶端到达游离面，柱状细胞游离面有纤毛。由于细胞高矮不一，细胞核的位置也不同，故从侧面观好像是由多层细胞组成，但实际上是由高矮不等、形状不同的一层细胞组成，属于单层上皮（图2-7，图2-8）。假复层纤毛柱状上皮主要分布在呼吸道的腔面，具有保护和分泌等作用。

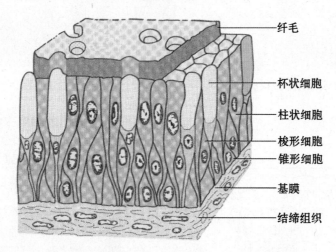

图 2-7 假复层纤毛柱状上皮立体模式图

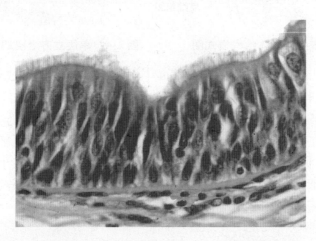

图 2-8 假复层纤毛柱状上皮（光镜像）

5. 复层扁平上皮（stratified squamous epithelium） 由多层细胞组成，因表层细胞呈扁平鱼鳞状，又称复层鳞状上皮。其形态结构大致可分为三层：表层由数层扁平细胞组成，最表层的扁平细胞已退化，可逐渐脱落；中间层由深至浅为多边形和梭形细胞；基底层紧靠基膜，由一层立方状或矮柱状细胞组成，这层细胞具有旺盛的分裂增殖的能力，新生的细胞可以不断的向表层推移补充表层脱落的细胞。上皮与深部结缔组织的连接面凹凸不平，使二者之间的接触面积增加，既保证了上皮组织的营养供应，又使连接更加牢固。复层扁平上皮又可分为角化的复层扁平上皮和未角化的复层扁平上皮。若最表层的细胞核消失，细胞质充满角蛋白，细胞干硬并不断脱落，形成角化层，称角化的复层扁平上皮，分布于皮肤；不形成角化层者，称为未角化的复层扁平上皮，分布于口腔、食管和阴道黏膜等处（见图2-9）。复层扁平上皮具有耐磨擦和阻止异物侵入等作用,受损伤后有很强的再生修复能力。

6. **变称上皮**(transitional epithelium) 又称移行上皮,主要分布在肾盂、输尿管、膀胱等处,由多层细胞构成。变移上皮的特点是细胞形状和层数可随器官功能状态而变化。如膀胱收缩时,上皮变厚,细胞层数变多,达 6~7 层,细胞变大;膀胱扩张时,上皮变薄,细胞层数减少,为 2~3 层,细胞形状呈扁梭形。变移上皮也可分为表层、中间层和基底层。表层细胞呈大的立方形,可覆盖几个中间层细胞,称为盖细胞,细胞质丰富,有时含双核,其邻腔面一侧的细胞质较浓密,形成壳层,有防止尿液侵蚀的作用(图 2-10)。

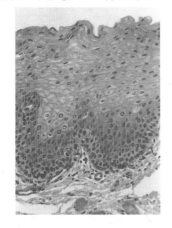

图 2-9 复层扁平上皮——食管(光镜像)

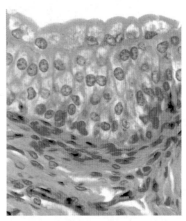

图 2-10 变移上皮(膀胱空虚态)

（二）上皮组织的特殊结构

上皮组织的细胞为了与其功能相适应,常在各个面形成多种特殊的结构。这些特殊结构有的是由细胞膜和细胞质构成,有的是由细胞膜、细胞质和细胞外基质共同构成。

1. **上皮细胞的游离面** 主要有两种特殊结构。

（1）**微绒毛**(microvillus) 是上皮细胞游离面的细胞膜和细胞质共同伸出的细小指状突起。在电镜下清晰可见。微绒毛直径约 0.1 μm,长度因细胞种类的不同而有很大差别(见图 2-11)。光镜下所见小肠吸收细胞游离面的纹状缘和肾近端小管上皮细胞游离面的刷状缘都是由微绒毛构成。微绒毛表面是细胞膜,内部为细胞质。轴心的细胞质中有许多纵行的微丝,可使微绒毛产生伸缩活动。微绒毛的作用是扩大细胞的表面积,有利于细胞的吸收功能。

（2）**纤毛**(cilium) 是上皮细胞游离面伸出的较粗较长的指状突起。纤毛比微绒毛粗而长,一般长 5~10 μm,直径 0.2~0.5 μm,光镜下可见。纤毛具有向一定方向节律性摆动的能力,许多纤毛的协调摆动能把黏附在上皮表面的物质向一定方向推送。电镜下可见纤毛表面有细胞膜,内为细胞质,其中有纵行排列的微管。微管的排列有一定的规律,中央为两条完整的微管,周围为九组成对的双联微管。微管与纤毛的摆动有关。纤毛的定向摆动有助于将吸入的灰尘和细菌排出,具有保护作用。

2. **上皮细胞的侧面** 上皮细胞排列紧密,在上皮细胞侧面的细胞相邻面形成的特殊结构为细胞连接,其结构在电镜下才能观察到,常呈点状、斑状和带状结构。细胞连接可分为紧密连接、中间连接、桥粒和缝隙连接(见图 2-12)。

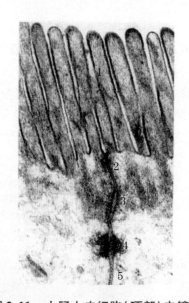

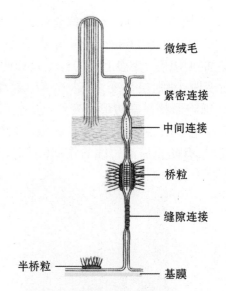

图 2-11　小肠上皮细胞(顶部)电镜像

1. 微绒毛;2. 紧密连接;3. 中间连接;4. 桥粒;5. 缝隙连接

图 2-12　单层柱状上皮的微绒毛
与细胞连接模式图

（1）紧密连接　又称闭锁小带,位于上皮细胞的顶端侧面,呈带状环绕细胞。在电镜下,此处相邻细胞膜形成点状融合,融合处细胞间隙消失,非融合处有极窄的细胞间隙。紧密连接可阻挡物质穿过细胞间隙,具有屏障作用。

（2）中间连接　又称黏着小带,多位于紧密连接下方,呈环形带状环绕上皮细胞顶部。相邻细胞之间有 15~20 nm 的间隙,内有中等电子密度的丝状物连接相邻细胞的膜,膜的细胞质内面有薄层致密物质和微丝附着,微丝组成终末网。中间连接具有黏着、保持细胞形状和传递细胞收缩力的作用。

（3）桥粒　又称黏着斑,呈斑状,位于中间连接的深部,连接区的细胞间隙宽 20~30 nm,其中有低密度的丝状物,间隙中央有一条与细胞膜相平行而致密的中间线,此线由丝状物质交织而成。细胞膜的细胞质面有较厚的致密物质构成的附着板,细胞质中有许多张力细丝附着于板上,并常折成襻状返回细胞质,起固定和支持作用。桥粒连接很牢固,像铆钉般将细胞连接在一起,在易受摩擦的部位较发达,如皮肤、食管等处的复层扁平上皮中分布较多。

（4）缝隙连接　又称通讯连接,呈斑状。这种连接位于上皮深部,此处细胞间隙很窄,仅 2~3 nm,相邻两细胞的间隙中有许多间隔大致相等的连接点,连接点处细胞膜中镶嵌连接小体,中央有小管,相邻两细胞膜通过小管连通,小管使细胞间直接相通。在特定因素作用下,管道可开放或闭合。因此,细胞能相互交换某些小分子物质和离子,传递化学信息和电冲动。

以上 4 种细胞连接,只要有两个或两个以上连接同时存在,则称为**连接复合体**(junctional complex)。

3. 上皮细胞的基底面

（1）**基膜**(basement membrane)　位于上皮细胞基底面与深部结缔组织之间,是由上皮组织和结缔组织共同形成的一层薄膜。假复层纤毛柱状上皮的基膜较厚,HE 染色切片中清晰可见,呈粉红色。电镜下,基膜分为基板和网板。

基板靠近上皮,由上皮细胞分泌产生,主要成分为层粘连蛋白、Ⅳ型胶原蛋白和硫酸肝素蛋白多糖等。网板与结缔组织相连,由结缔组织的成纤维细胞分泌产生,主要成分为网状纤维和基质（见图 2-13）。基膜是一种半透膜,有利于上皮细胞与深部结缔组织之间进行物质交换,还具有支持和连接作用。

（2）**质膜内褶**（plasma membrane infolding）　是上皮细胞基底面的细胞膜向细胞质内凹陷形成，内褶间有与其平行的线粒体。质膜内褶常见于肾小管等处。质膜内褶的作用是扩大细胞基底部的表面积，有利于水和电解质的迅速转运，线粒体为此提供能量（图2-14）。

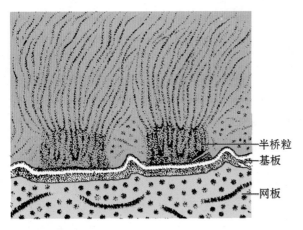

图2-13　基膜超微结构模式图

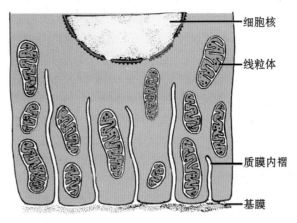

图2-14　质膜内褶超微结构模式图

（3）半桥粒　位于上皮细胞基底面，半桥粒为桥粒结构的一半。主要作用是将上皮细胞固着在基膜上。

二、腺上皮和腺

由腺细胞组成的以分泌功能为主的上皮称为**腺上皮**（glandular epithelium）。腺是以腺上皮为主构成的器官。有的腺分泌物经导管排至体表或器官腔内，称为外分泌腺，如汗腺、唾液腺、胰腺的外分泌部等；有的腺没有导管，分泌物直接进入血液和淋巴中，称为内分泌腺，如甲状腺、肾上腺等。本章只介绍外分泌腺的一般结构。

外分泌腺由分泌部和导管部构成。

1. 外分泌腺的一般结构

（1）分泌部　由一层腺细胞组成，中央有腔。形状为管状、泡状或管泡状。泡状和管泡状的分泌部常称为腺泡。组成腺泡的腺细胞因结构和分泌物性质的不同，一般可分为浆液性腺细胞和黏液性腺细胞。这两种腺细胞分别可以组成浆液性腺泡和黏液性腺泡；由这两种腺细胞共同组成的腺泡称为混合性腺泡（见图2-15，图2-16，图2-17）。分泌部完全由浆液性腺泡构成的腺体称为浆液性腺，如腮腺；完全由黏液性腺泡构成的腺体称黏液性腺，如十二指肠腺；由三种腺泡共同构成的腺体称为混合性腺，如下颌下腺。

1）浆液性腺细胞：细胞呈锥体形，细胞核呈圆形，位于细胞近基底部；基底部细胞质呈强嗜碱性染色，顶部细胞质含嗜酸性的分泌颗粒，其分泌物为蛋白质。

2）黏液性腺细胞：细胞呈锥体形，细胞核呈扁圆形，位于细胞基底部；大部分细胞质几乎不着色，呈空泡状，其分泌物为糖蛋白。杯状细胞即为散在分布的黏液性细胞。

（2）导管部　由单层或复层上皮构成，可将分泌物排至体表或器官腔内（见图2-15，图2-16，图2-17）。

2. 外分泌腺的分类　根据导管有无分支和分泌部的形状而分类。外分泌腺导管无分支，称为单腺；导管有分支称为复腺。分泌部的形状为管状、泡状或管泡状。因此，外分泌腺可分为单管状腺、单泡状腺、复泡状腺和复管泡状腺等（见图2-18）。

19

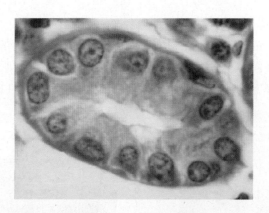

图 2-15　浆液性腺泡

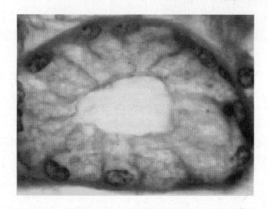

图 2-16　黏液性腺泡

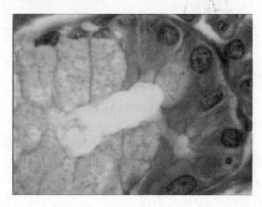

图 2-17　混合性腺泡

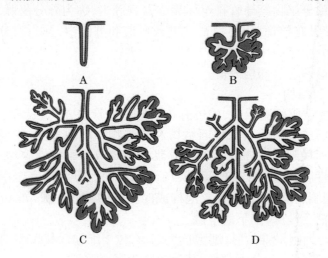

图 2-18　外分泌腺结构模式图
A. 单管状腺；B. 单泡状腺；C. 复管泡状腺；D. 复泡状腺

思考题

1. 简述被覆上皮的分类、结构特点和功能。
2. 上皮细胞游离面、基底面有哪些特殊结构？各有何功能？

（刘春燕）

第三章 结缔组织

◉学习目标

掌握:疏松结缔组织的组成、各类细胞的形态特点及功能;软骨组织和骨组织的结构特
点及长骨骨干密质骨的骨板排列方式;红细胞、白细胞和血小板的形态、结构、正
常值及功能。

熟悉:疏松结缔组织中各种纤维和基质的功能及致密结缔组织、脂肪组织、网状组织的
结构和功能;骨组织中各种细胞的形态结构及功能。

了解:骨发生的方式;骨髓的结构及血细胞发生的形态演变规律。

结缔组织(connective tissue)由细胞和大量细胞外基质构成。细胞外基质包括无定形的基质、丝状的纤维和不断循环更新的组织液。细胞散在分布于细胞外基质内,无极性。结缔组织包括固有结缔组织、软骨组织、骨组织、血液和淋巴。其中固有结缔组织又分为疏松结缔组织、致密结缔组织、脂肪组织和网状组织。结缔组织在体内广泛分布,具有连接、支持、营养、运输、保护等多种功能。

结缔组织来源于胚胎时期的**间充质**(mesenchyme)。间充质由间充质细胞和无定形基质构成,不含纤维。间充质细胞呈星形,有突起,相邻细胞的突起相互连接成网。间充质细胞具有多向分化的能力,在胚胎时期可分化成结缔组织细胞、内皮细胞和平滑肌细胞等。成体的结缔组织内仍保留少量未分化的间充质细胞。

第一节 固有结缔组织

一、疏松结缔组织

疏松结缔组织(loose connective tissue)又称**蜂窝组织**,其特点是细胞种类多,数量少,纤维排列稀疏(见图 3-1)。疏松结缔组织广泛分布于组织和器官之间,偶见于细胞之间。

(一)细胞

疏松结缔组织内有七种细胞,它们的形态和功能各不相同。

1. 成纤维细胞(fibroblast) 是疏松结缔组织中最主要的细胞,常附着在胶原纤维上。细胞扁平,多突起。细胞核较大,呈扁椭圆形,着色浅,核仁明显。细胞质丰富,呈弱嗜碱性(见图 3-2)。电镜下,细胞质内有丰富的粗面内质网、游离核糖体和发达的高尔基复合体,表明该细胞合成蛋白质的功能旺盛。成纤维细胞合成的蛋白质构成纤维和基质。

成纤维细胞功能处于静止状态时,称为**纤维细胞**(fibrocyte)。细胞变小,呈长梭形。细胞核

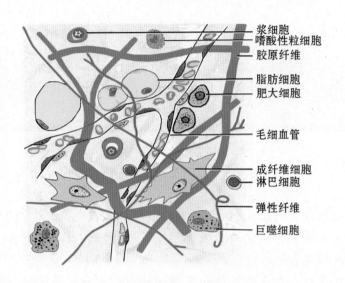

图 3-1　疏松结缔组织铺片模式图

小,着色深,细胞质呈嗜酸性。电镜下,细胞质内粗面内质网少,高尔基复合体不发达。纤维细胞和成纤维细胞是不同功能状态下的同一种细胞,在创伤等条件下,纤维细胞可转变为成纤维细胞,参与组织修复。

2. **巨噬细胞**(macrophage)　是体内广泛存在的一种免疫细胞。巨噬细胞形态多样,随功能状态而改变,功能活跃者,常伸出较长的伪足而形态不规则。细胞核较小,呈卵圆形或肾形,着色深。细胞质丰富,呈嗜酸性(图 3-3)。电镜下,细胞表面有微绒毛。细胞质内含大量溶酶体、吞噬体、吞饮泡和残余体。巨噬细胞具有强大的吞噬功能,向活体动物注射台盼蓝染料,可见巨噬细胞的细胞质内出现大量被吞噬的台盼蓝颗粒。此外,巨噬细胞还具有抗原提呈作用和分泌功能。

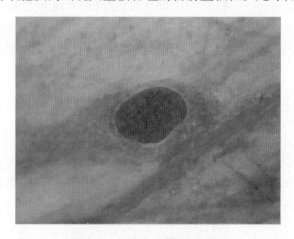

图 3-2　成纤维细胞(油镜)

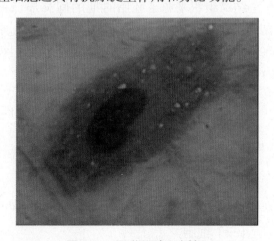

图 3-3　巨噬细胞(油镜)

3. **浆细胞**(plasma cell)　呈圆形或卵圆形。核圆,多偏于细胞一侧,异染色质常成粗块状,沿核膜辐射状分布。细胞质丰富,呈嗜碱性,核旁常有一浅染区(见图 3-4)。电镜下,浆细胞胞质内含大量平行排列的粗面内质网,浅染区内有高尔基复合体。浆细胞合成与分泌免疫球蛋白,参与机体的体液免疫。浆细胞在疏松结缔组织内很少,但在病原生物易侵入的部位,如消化管、呼吸道的结缔组织及慢性炎症部位较多。

4. 肥大细胞(mast cell) 体积较大,圆形或卵圆形。细胞核小而圆,染色深,位于细胞中央。细胞质内充满粗大的嗜碱性分泌颗粒(图3-5),颗粒内含肝素、组胺、嗜酸性粒细胞趋化因子等。当肥大细胞受刺激时,以胞吐方式释放颗粒内物质(常称为脱颗粒),同时细胞还合成、释放白三烯。组胺、白三烯可使皮肤的微静脉和毛细血管扩张致荨麻疹;支气管平滑肌痉挛致哮喘;全身小动脉扩张致休克。以上症状统称为过敏反应。肥大细胞常沿小血管广泛分布,在身体与外界接触的部位,如皮肤、呼吸道和消化管的结缔组织内较多。

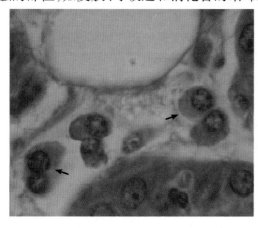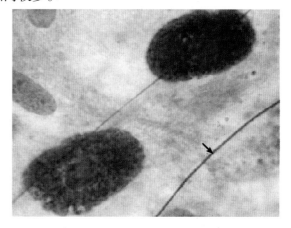

图3-4 浆细胞(HE染色)   图3-5 肥大细胞(油镜)

5. 脂肪细胞(fat cell) 单个或成群存在。细胞体积大,呈球形或多边形。细胞核和细胞质被一个大脂滴挤到细胞周缘,核被挤压成扁圆形,位于细胞一侧,细胞质成为围绕细胞周边很薄的一层。在HE染色过程中,脂滴被溶解,细胞呈空泡状(见图3-8)。脂肪细胞可合成和贮存脂肪,参与脂类代谢。

6. 未分化的间充质细胞(undifferentiated mesenchymal cell) 形态与成纤维细胞相似,是成体结缔组织内的干细胞,具有多向分化的潜能。在炎症及创伤修复时可增殖分化为成纤维细胞、新生血管壁的内皮细胞和平滑肌细胞。

7. 白细胞 疏松结缔组织中,有时可见穿出血管壁游走在其内的白细胞,如中性粒细胞、嗜酸性粒细胞、淋巴细胞等。这些细胞起防御作用。

(二)细胞外基质

疏松结缔组织的细胞外基质多,由纤维、基质和组织液构成。

1. 纤维 纤维数量少,分散在基质中,可分为胶原纤维、弹性纤维、网状纤维三种类型。

(1)**胶原纤维**(collagenous fiber) 在三种纤维中,数量最多,新鲜时呈白色,故又称**白纤维**。于HE染色切片中呈嗜酸性,染成淡红色。纤维粗细不等,呈波浪形,有分支,分支交织成网(见图3-1)。胶原纤维的化学成分为Ⅰ型和Ⅲ型胶原蛋白。胶原蛋白由成纤维细胞分泌,在细胞外聚合为胶原原纤维,再经少量粘合质粘合成胶原纤维。胶原纤维韧性大,抗拉力强。

(2)**弹性纤维**(elastic fiber) 含量较胶原纤维少,新鲜状态下呈黄色,又称**黄纤维**。在HE染色切片中,着色淡红,不易与胶原纤维区分。用醛复红能将弹性纤维染成紫色。弹性纤维较细,断端常卷曲,可有分支,分支交织成网(见图3-1)。弹性纤维主要由弹性蛋白构成,能任意卷曲,使弹性纤维富于弹性。

(3)**网状纤维**(reticular fiber) 分支多,交织成网。网状纤维可被银盐染成黑色,故又称**嗜**

银纤维。网状纤维在疏松结缔组织中较少,主要存在于网状组织。

2. **基质**(ground substance) 是由生物大分子构成的无定形胶状物。其中生物大分子包括蛋白多糖和纤维粘连蛋白等。

（1）**蛋白多糖**(proteoglycan) 是由多糖分子与蛋白质结合形成的复合物,是基质的主要成分。多糖分子包括硫酸化和非硫酸化两种类型。前者有硫酸软骨素、硫酸角质素、硫酸皮肤素和硫酸肝素等,后者为透明质酸。透明质酸是长链大分子,构成蛋白多糖复合物的主干,其他多糖分子和蛋白质形成蛋白多糖亚单位结合于透明质酸上,共同形成蛋白多糖聚合体。

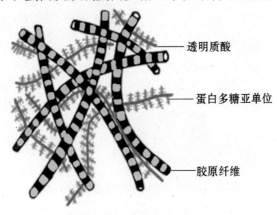

图 3-6　分子筛模式图

透明质酸

蛋白多糖亚单位

胶原纤维

大量蛋白多糖聚合体形成具有微小孔隙的分子筛(图 3-6),大于孔隙的大分子物质、细菌及肿瘤细胞等不能通过,因此基质成为限制细菌等有害物扩散的防御屏障。溶血性链球菌和癌细胞等能产生透明质酸酶,溶解透明质酸,破坏分子筛结构,使炎症及肿瘤得以扩散。

（2）**纤维粘连蛋白**(fibronectin) 为一种粘连性糖蛋白,是细胞、胶原及蛋白多糖有机结合的媒介,对细胞的分化和迁移也具有一定作用。

3. **组织液**(tissue fluid) 是毛细血管动脉端渗出的液体。经物质交换后,大部分组织液及细胞代谢产物通过毛细血管的静脉端回流到血液,小部分组织液及部分大分子物质则进入毛细淋巴管成为淋巴液,最后回流到血液。组织液不断更新,有利于血液与组织中的细胞进行物质交换,成为细胞赖以生存的内环境。当组织液的产生和回流失去平衡时,机体会出现组织水肿或脱水。

二、致密结缔组织

致密结缔组织(dense connective tissue)以纤维成分为主,纤维粗大,排列致密;细胞少,主要为成纤维细胞。根据纤维的性质和排列方式,可分为以下三种类型。

1. **规则致密结缔组织** 主要构成肌腱和腱膜,使骨骼肌附于骨上。其特点是大量密集的胶原纤维顺着受力的方向平行排列成束,纤维束之间有腱细胞,为一种形态特殊的成纤维细胞,沿纤维的长轴排列。

2. **不规则致密结缔组织** 主要见于真皮、硬脑膜、巩膜及器官的被膜内,其特点是粗大的胶原纤维纵横交织成致密的板层结构,纤维之间含少量基质和成纤维细胞(图 3-7)。

3. **弹性组织** 是以弹性纤维为主的致密结缔组织,多见于韧带,粗大的弹性纤维平行排列成束。弹性组织富于弹性。

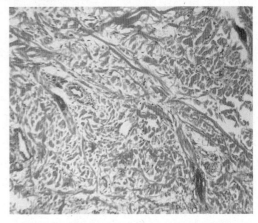

图 3-7　不规则致密结缔组织（HE 染色）

三、脂肪组织

脂肪组织（adipose tissue）主要由大量群集的脂肪细胞构成，由疏松结缔组织分隔成小叶。脂肪组织包括黄色脂肪组织和棕色脂肪组织。通常所说的脂肪组织是指黄色脂肪组织。脂肪细胞呈圆形或多边形，细胞质内充满脂滴，常将细胞核挤向细胞一侧，HE 染色片上，脂肪被溶剂溶解，故细胞呈空泡状（图3-8）。黄色脂肪组织主要分布在皮下、网膜和系膜等处，是体内最大的贮能库，具有维持体温、缓冲、保护和填充等作用。棕色脂肪组织多见于新生儿，其特点是脂肪细胞内散在许多小脂滴，在寒冷的刺激下，脂肪细胞内的脂类分解、氧化，产生大量热能。

四、网状组织

网状组织（reticular tissue）由网状细胞和网状纤维构成。细胞呈星形，多突起，相邻突起彼此连接成网。细胞核较大，呈圆形或卵圆形，着色浅，核仁明显，常见 1～2 个核仁。细胞质呈弱嗜碱性（图3-9）。网状纤维由网状细胞产生，交织成网，是网状细胞依附的支架。在体内网状组织不单独存在，而是构成造血组织和淋巴组织的基本组成成分，为血细胞发生和淋巴细胞发育提供适宜的微环境（见本章第四节血液和血细胞发生及第九章免疫系统）。

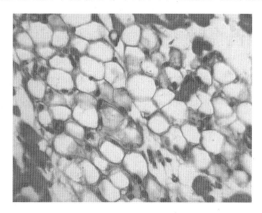

图3-8 黄色脂肪组织（HE 染色）

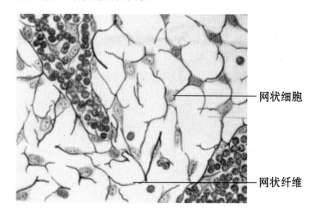

网状细胞

网状纤维

图3-9 网状组织模式图

第二节 软骨组织和软骨

一、软骨组织

软骨组织（cartilage tissue）由软骨细胞和软骨基质构成。

1. **软骨细胞**（chondrocyte） 是软骨组织中唯一的细胞类型，包埋在软骨基质中，其存在的空间称为**软骨陷窝**（cartilage lacuna）。软骨细胞的大小、形状和分布有一定的规律。在软骨周边，软骨细胞常单个分布，体积小，呈扁圆形，细胞比较幼稚。越靠近中央，细胞越成熟，体积越大，呈圆形或椭圆形，细胞成群分布，常为 2～8 个细胞聚集在一起，它们由一个幼稚软骨细胞分裂而来，故称为**同源细胞群**（isogenous group）。成熟软骨细胞的核小而圆，可见 1～2 个核仁，细胞质呈弱嗜碱性（见图3-10），电镜下可见丰富的粗面内质网和高尔基复合体。软骨细胞分泌软骨基质。

2. **软骨基质**（cartilage matrix） 即软骨细胞分泌的细胞外基质，由纤维和基质组成。基质呈凝胶状，主要成分是蛋白多糖和水，其蛋白多糖也构成分子筛结构。在软骨陷窝周围的软骨基质中硫酸软骨素含量较多，HE 染色呈强嗜碱性，形似囊状包围软骨细胞，此区域称为**软骨囊**（cartilage capsule）（见图3-10）。纤维埋于基质中，纤维的种类及数量因软骨类型而异。软骨组织内无

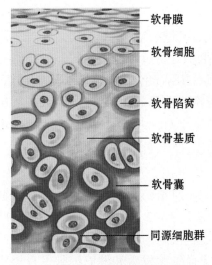

软骨膜
软骨细胞
软骨陷窝
软骨基质
软骨囊
同源细胞群

图 3-10　透明软骨模式图

血管,其营养靠软骨膜的血管渗透供给。

二、软骨

软骨组织及其周围的软骨膜构成软骨。**软骨膜**(perichondrium)为包绕在软骨组织外周的薄层致密结缔组织。软骨膜分为两层,外层胶原纤维多,主要起保护作用;内层细胞多,其中有梭形的骨祖细胞(见本章第三节骨组织和骨)。软骨膜内还含有血管、淋巴管和神经。软骨是胚胎早期的主要支架成分,随着胎儿的发育逐渐被骨取代。在成人体内,仅散在分布一些软骨。

根据软骨基质中所含纤维的不同,软骨分为三种,即透明软骨、纤维软骨和弹性软骨。

1. **透明软骨**(hyaline cartilage)　因新鲜时呈半透明而得名,分布较广,多见于关节、呼吸道及肋骨等处。纤维成分主要为交织排列的胶原原纤维,由Ⅱ型胶原蛋白聚集而成。由于纤维很细,且折光率与基质相同,故 HE 染色切片上不能分辨。透明软骨具有较强的抗压性。

2. **纤维软骨**(fibrous cartilage)　呈不透明的乳白色,主要分布于椎间盘、关节盘及耻骨联合等处。结构特点是细胞外基质内含有大量平行或交叉排列的胶原纤维束;软骨细胞较少,成行分布于纤维束之间;基质较少,呈弱嗜碱性。纤维软骨具有强大的韧性。

3. **弹性软骨**(elastic cartilage)　分布于耳郭、咽喉及会厌等处,因有较强的弹性而得名。其结构特点是有大量交织排列的弹性纤维。

三、软骨的生长

软骨的生长有两种方式。

1. **附加性生长**　又称**软骨膜下生长**,由软骨膜内的骨祖细胞不断增殖、分化为软骨细胞,添加在原有软骨的表面,同时软骨细胞分泌纤维和基质,使软骨增粗。

2. **间质性生长**　又称**软骨内生长**,由软骨内已有的软骨细胞自身分裂增殖,并不断产生软骨的纤维和基质,使软骨不断的从内部向周围扩大。

第三节　骨组织和骨

骨由骨组织、骨膜和骨髓构成,其中骨组织是骨的结构主体。骨是全身的支架,对机体起支撑和保护作用,所含的骨髓是血细胞发生的部位。此外,骨还是机体钙、磷的贮存库。

一、骨组织

骨组织(osseous tissue)　由细胞和骨基质组成。骨基质内有大量骨盐沉积,使骨组织变得坚硬。骨组织细胞类型包括骨祖细胞、成骨细胞、骨细胞和破骨细胞。其中骨细胞最多,位于骨组织内部,其余三种均分布在骨组织边缘。

1. **骨基质**(bone matrix)　简称**骨质**,即钙化的细胞外基质,由有机成分和无机成分构成。有机成分为大量胶原纤维和少量基质。胶原纤维占90%,其化学成分主要是Ⅰ型胶原蛋白。基质呈凝胶状,主要成分是蛋白多糖及其复合物,起粘合胶原纤维的作用。骨基质的无机成分为骨盐,其存在形式是羟基磷灰石结晶。

骨基质在最初形成时,无骨盐沉积,称为**类骨质**(osteoid),类骨质经钙化后才转变为坚硬的骨质。大量胶原纤维成层排列,与骨盐和基质紧密结合构成坚硬的薄板状结构,称为**骨板**(bone lamella,图3-11)。同一骨板内的纤维相互平行,相邻骨板的纤维则相互垂直,这种结构形式有效地增加了骨的强度,如多层木质胶合板。在长骨骨干、扁骨和短骨的表层,骨板层数多、排列规则且紧密,称**密质骨**(compact bone);在长骨的骨骺、扁骨的板障和短骨的中心等处,几层不规则的骨板形成针状、片状的骨小梁,它们交错排列成海绵状结构,称为**松质骨**(spongy bone)。

2. 骨组织的细胞

(1)**骨祖细胞**(osteoprogenitor cell) 是骨组织的干细胞,位于骨膜内。细胞体积小,呈梭形,核椭圆形,细胞质少。骨祖细胞可分化为成骨细胞和成软骨细胞。当骨生长、改建或骨折修复时,骨祖细胞活跃,不断分裂分化为成骨细胞。

(2)**成骨细胞**(osteoblast) 分布在骨组织表面,呈立方形或矮柱状,单层排列,有突起,细胞核圆形,细胞质嗜碱性(图3-12)。电镜下可见大量的粗面内质网和发达的高尔基复合体。成骨细胞合成和分泌类骨质。成骨细胞分泌类骨质后自身被包埋于其中,转化为骨细胞。

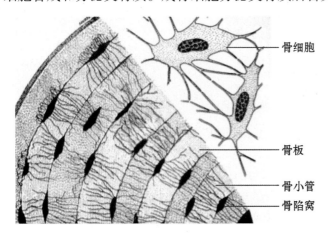

图3-11 骨细胞与骨板结构模式图

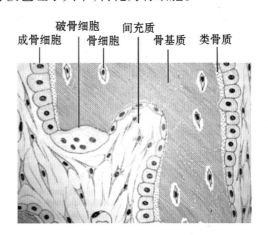

图3-12 膜内成骨模式图

(3)**骨细胞**(osteocyte) 是一种多突起的细胞,单个分散于骨板内或骨板之间。细胞体呈扁椭圆形,其所在的腔隙称为**骨陷窝**,骨陷窝放射状发出的小管称为**骨小管**(图3-11,图3-12)。骨陷窝借骨小管彼此相通。

(4)**破骨细胞**(osteoclast) 数量少,散在分布于骨组织边缘,是一种巨大的多核细胞(图3-12),由血液的单核细胞融合而成。细胞直径30~100 μm,核6~50个不等。细胞质呈嗜酸性,细胞器丰富,尤以溶酶体和线粒体居多。破骨细胞具有很强的溶解和吸收骨质的能力。

二、长骨的结构

长骨由骨密质、骨松质、骨膜、关节软骨、骨髓及血管、神经等构成,其中骨密质是长骨骨干的主要结构。

1. **骨密质** 多分布于长骨的骨干,其骨板排列很有规律,按骨板的排列方式可分为环骨板、骨单位和间骨板。

(1)**环骨板**(circumferential lamella) 指环绕于骨干内、外表面的环形骨板,分别称为**内环骨板**和**外环骨板**。外环骨板厚,由数十层骨板组成,较整齐地环绕在骨干表面。内环骨板薄,仅由数层骨板组成,不如外环骨板排列规则。内、外环骨板内均可见横向穿行的管道,称为**穿通管**。穿通管与骨单位中轴的中央管相通,它们都是血管、神经的通道。

(2)**骨单位**(osteon) 又称**哈弗斯系统**(Haversian system),位于内环骨板、外环骨板之间,数量最多,是密质骨的主要结构单位。骨单位呈圆筒状,其长轴与骨干长轴平行,中央为纵向走行的中央管,又称**哈弗斯管**,周围为4~20层同心圆排列的骨板(图3-13)。

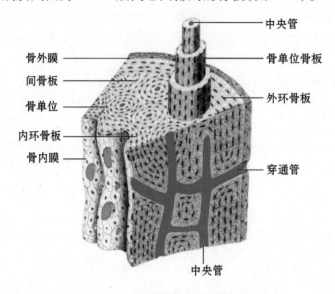

图3-13 长骨骨干结构模式图

(3)**间骨板**(interstitial lamella) 是原有的骨单位或环骨板未被吸收的残留成分,位于骨单位之间或骨单位与环骨板之间,数量不等,形状不规则。

2. **骨膜** 除关节面以外,骨的内、外表面都覆有结缔组织膜,分别称为骨内膜和骨外膜,但通常所说的骨膜是指骨外膜。**骨外膜**(periosteum)又分为内外两层,外层较厚,为致密结缔组织。内层薄,由疏松结缔组织构成,富含血管、神经和骨祖细胞。骨膜的主要功能是营养骨组织,并为骨的生长和修复提供干细胞。

三、骨的发生

骨发生的过程包括骨组织形成与骨组织吸收两个方面:①骨组织的形成,骨祖细胞增殖分化为成骨细胞,成骨细胞分泌类骨质,并被包埋其中,成为骨细胞,继而类骨质钙化为骨质,形成骨组织。②骨组织的吸收,骨组织形成的同时,原有骨组织的某些部位又可被破骨细胞溶解吸收。骨组织的形成和吸收同时存在,二者相辅相成。通过成骨细胞与破骨细胞的相互调控,保证骨的生长发育与个体的生长发育相适应。骨发生的方式有两种,即膜内成骨和软骨内成骨。

1. **膜内成骨**(intramembranous ossification) 是指在原始的结缔组织内直接成骨。顶骨、枕骨、颞骨、额骨、锁骨等扁骨和不规则骨以此种方式发生。在将要成骨的部位,间充质首先分化为原始结缔组织膜,其中的部分间充质细胞又分化为骨祖细胞,骨祖细胞进一步分化为成骨细胞并在此成骨。其外的间充质分化为骨膜。此后,骨进一步生长和改建。

2. **软骨内成骨**(endochondral ossification) 是由间充质先分化成软骨雏形,然后软骨逐步被骨组织取代。人体的大多数骨,如四肢骨、躯干骨和部分颅底骨等,都以此种方式发生。

第四节 血液和血细胞发生

血液(blood)是流动于心血管系统内呈液态的结缔组织,健康成人血容量约为 5 L,占体重 7%。血液由血浆和血细胞组成:① **血浆**(plasma),相当于细胞外基质,占血液总量的 55%,其主要成分是水,占 90%,其余为血浆蛋白(白蛋白、球蛋白、纤维蛋白原等)、脂蛋白、酶、激素、维生素、无机盐和各种代谢产物等。在没有抗凝剂的情况下,将血液静置于体外,溶解状态的纤维蛋白原转变为不溶解的纤维蛋白,将细胞成分及大分子血浆蛋白包裹起来,形成血凝块,并析出淡黄色的清亮液体,称为**血清**(serum)。血清是血液临床生化检查的常用材料。② 血细胞,由红细胞、白细胞和血小板组成,占血液总量的 45%。血细胞形态、数量、百分比和血红蛋白含量的测定结果称为血象(表 3-1)。患病时,血象常有显著变化,故血象检查对诊断疾病十分重要。血涂片最常用的染色法是 Wright 染色和 Giemsa 染色(图 3-14)。

表 3-1 血细胞分类和计数的参考值

血细胞	参考值
红细胞	男:$(4.0 \sim 5.5) \times 10^{12}$ / L[血红蛋白:$(120 \sim 150)$ g/L]
	女:$(3.5 \sim 5.0) \times 10^{12}$ / L[血红蛋白:$(110 \sim 140)$ g/L]
白细胞	$(4 \sim 10) \times 10^9$/L
中性粒细胞	比例 50% ~70%
嗜酸性粒细胞	比例 0.5% ~3%
嗜碱性粒细胞	比例 0 ~1%
单核细胞	比例 3% ~8%
淋巴细胞	比例 25% ~30%
血小板	$(100 \sim 300) \times 10^9$/L

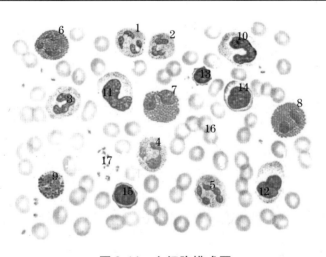

图 3-14 血细胞模式图

1 ~5. 中性粒细胞;6 ~8. 嗜酸性粒细胞;9. 嗜碱性粒细胞;10 ~12. 单核细胞;13 ~15. 淋巴细胞;16. 红细胞;17. 血小板

一、血细胞的种类

血细胞包括红细胞、白细胞及血小板。

（一）红细胞

红细胞（erythrocyte，red blood cell）呈双凹圆盘状，直径约 7.5 μm，中央较薄，周缘较厚。因此，在涂片中，红细胞中央染色较浅，周边染色较深（见图3-14）。红细胞的这种形态结构特点有利于细胞内外气体的交换。成熟红细胞无核，也无任何细胞器，细胞质内充满**血红蛋白**（hemoglobin，Hb）。血红蛋白具有结合与运输 O_2 和 CO_2 的功能。红细胞的细胞膜中有一种镶嵌蛋白质，即血型抗原 A 和（或）血型抗原 B，它们构成人类的 ABO 血型抗原系统，在临床输血中具有重要意义。当红细胞形态、数量和血红蛋白的量发生改变时为病理现象，如红细胞数少于 3×10^{12}/L，或血红蛋白低于 100 g/L，可诊断为贫血。

红细胞的平均寿命为120日。衰老的红细胞被肝、脾、骨髓等处的巨噬细胞吞噬。与此同时，机体每日都有大量新生红细胞从骨髓进入血液。

网织红细胞（reticulocyte）是一种未完全成熟的红细胞，数量很少，只占成年人外周血红细胞总数的 0.5% ~ 1.5%。网织红细胞的体积比成熟红细胞稍大，无细胞核，细胞质内残留部分核糖体，用煌焦油蓝染色呈蓝色的细网状，故称网织红细胞（图3-15）。网织红细胞在血流中大约经过一日后核糖体消失成为成熟的红细胞。在骨髓造血功能发生障碍的患者，网织红细胞计数降低。网织红细胞的计数有一定的临床意义，可作为贫血等血液病的诊断、治疗效果的判断和预后评估的指标之一。

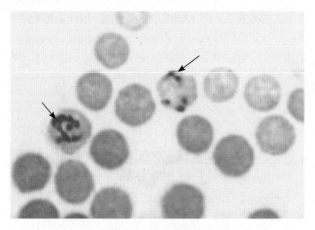

图3-15　网织红细胞（煌焦油蓝染色）
箭头示细胞内核糖体

（二）白细胞

白细胞（leukocyte，white blood cell）是有核的球形细胞，体积较红细胞大，可以通过变形运动穿越毛细血管管壁到达周围组织。根据白细胞细胞质内有无特殊颗粒，可将其分为有粒白细胞和无粒白细胞。有粒白细胞常简称为粒细胞，根据其特殊颗粒的染色性质，又分为中性粒细胞、嗜酸性粒细胞和嗜碱性粒细胞三种。无粒白细胞又分为单核细胞和淋巴细胞（见图3-14）。

1. **中性粒细胞**（neutrophilic granulocyte，neutrophil）　是白细胞中数量最多的细胞。细胞直径 10 ~ 12 μm。核染色深，呈弯曲杆状或分叶状，分叶核一般为 2 ~ 5 叶，叶之间有细丝相连。当机体受细菌严重感染时，大量新生细胞从骨髓进入血液，杆状核与两叶核的细胞增多，称为**核左移**；若四叶核、五叶核的细胞增多，则称为**核右移**。

中性粒细胞的细胞质内充满了大量的细小颗粒，颗粒有两种，即嗜天青颗粒和特殊颗粒。嗜天青颗粒,染成浅紫色,体积大,数量少,占颗粒总数的20%,该颗粒是一种溶酶体,含有酸性磷酸酶、髓过氧化物酶和多种酸性水解酶类等,能消化吞噬的细菌和异物。特殊颗粒,染成浅红色,体积小,数量多,占颗粒总数的80%,特殊颗粒是一种分泌颗粒,内含溶菌酶、吞噬素等,具有杀菌作用(图3-16)。因此,中性粒细胞具有很强的吞噬功能。在急性炎症时,除白细胞总数增加外,中性粒细胞的比例也显著增加。中性粒细胞可在组织中存活2～3日。

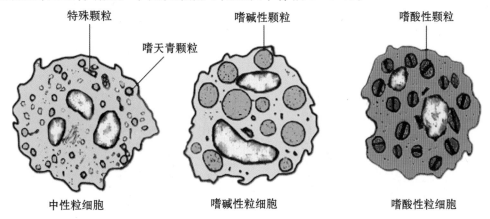

图3-16 三种粒细胞超微结构模式图

2. 嗜酸性粒细胞(eosinophilic granulocyte,eosinophi) 数量较少,直径为10～15 μm,较中性粒细胞稍大。核多为两叶,细胞质内充满粗大均匀的鲜红色嗜酸性颗粒。颗粒内含芳基硫酸酯酶、组胺酶、阳离子蛋白等,其释放的组胺酶能分解组胺,芳基硫酸酯酶能灭活白三烯,从而抑制过敏反应。嗜酸性粒细胞释放的阳离子蛋白,对寄生虫有很强的杀灭作用(图3-16)。因此,在患过敏性疾病或寄生虫病时,血液中嗜酸性粒细胞增多。嗜酸性粒细胞在组织中可存活8～12日。

3. 嗜碱性粒细胞(basophilic granulocyte,basophil) 数量最少,细胞直径为10～12 μm,与中性粒细胞大小相当。核分叶或呈S形,着色较浅,常被颗粒覆盖,故轮廓不清。细胞质内含有大小不等,分布不均,染成蓝紫色的嗜碱性颗粒。嗜碱性颗粒属于分泌颗粒,内含肝素、组胺、嗜酸性粒细胞趋化因子等;细胞质内有白三烯,这与肥大细胞分泌的物质相同(图3-16)。因此,嗜碱性粒细胞也参与过敏反应。有研究表明,这两种细胞来源于骨髓中的同种造血祖细胞。嗜碱性粒细胞在组织中可存活10～15日。

4. 单核细胞(monocyte) 是体积最大的白细胞,直径为14～20 μm。核呈马蹄形、肾形或卵圆形,染色质细而松散,故着色较浅,细胞质呈灰蓝色,含细小的嗜天青颗粒(见图3-14)。单核细胞穿越血管壁进入周围组织,分化成巨噬细胞等具有强烈吞噬功能的细胞,它们属于单核－吞噬细胞系统(见第九章免疫系统)。

5. 淋巴细胞(lymphocyte) 数量较多,根据直径大小,分为大、中、小三型,血液中的淋巴细胞大部分为直径6～8 μm的小淋巴细胞,其胞核为圆形,一侧常有浅凹,染色质浓密成块状,故着色深。小淋巴细胞的细胞质很少,仅在核周形成一窄缘,具有嗜碱性,呈蔚蓝色,含有嗜天青颗粒(见图3-14)。淋巴细胞是主要的免疫细胞,在机体防御疾病过程中发挥关键作用。根据淋巴细胞的发生来源和功能不同分为三类:T细胞来源于胸腺,占血液淋巴细胞总数的75%,主要参与细胞免疫应答;B细胞来源于骨髓,占血液淋巴细胞总数的10%～15%,主要参与体液免疫应答;自然杀伤细胞,又称NK细胞,产生于骨髓,占血液淋巴细胞总数的10%,能非特异性杀伤某些肿瘤细胞和病毒感染的细胞。

（三）血小板

血小板（blood platelet）是从骨髓的巨核细胞脱落下来的细胞质小块，并非严格意义上的细胞。血小板呈双凸圆盘状，直径 2～4 μm。当受到机械或化学刺激时，则伸出突起，呈不规则形。在血涂片上，血小板常聚集成群。血小板中央部分有蓝紫色的血小板颗粒，称为**颗粒区**；周边部呈均质浅蓝色，称为**透明区**。电镜下，血小板表面吸附有血浆蛋白，其中有多种凝血因子；血小板内有小管系、微丝、微管、线粒体、血小板颗粒和糖原颗粒等（图 3-17）。

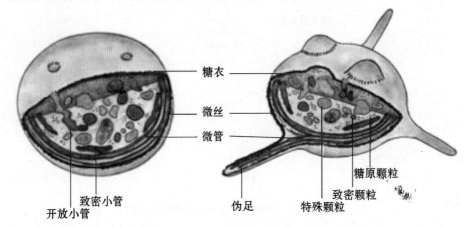

图 3-17　血小板超微结构模式图

血小板参与止血和凝血。当血管破裂时，血小板迅速黏附、聚集于破损处，形成血栓，堵塞破损的血管，同时释放颗粒内容物，进一步促进止血和凝血。血小板寿命为 7～14 日。

二、血细胞的发生

体内各种血细胞的寿命有限，每天都有一定数量的血细胞衰老死亡，同时又有相同数量的血细胞生成并进入血流，使外周血液的细胞数量和质量保持动态平衡。产生血细胞的器官，称为造血器官。从胚胎后期至出生后，骨髓是主要的造血器官。

（一）骨髓的结构

骨髓（bone marrow）位于骨髓腔中，分为红骨髓和黄骨髓，红骨髓是造血组织，黄骨髓为脂肪组织。胎儿及婴幼儿时期的骨髓都是红骨髓，大约从 5 岁开始，长骨骨干的骨髓腔内开始出现脂肪组织，并随年龄增长而增多，成为黄骨髓。成人的红骨髓和黄骨髓约各占一半，其红骨髓主要分布在扁骨、不规则骨和长骨骺端的松质骨中。黄骨髓内有少量的造血干细胞，当机体需要时可转变为红骨髓参与造血。红骨髓主要由造血组织和血窦构成。

1. **造血组织**　主要由网状组织、基质细胞和造血细胞组成。网状组织的网眼中充满不同发育阶段的各种血细胞、少量的造血干细胞和基质细胞。

造血细胞赖以生长发育的环境称为造血诱导微环境（hemopoietic inductive microenvironment）。基质细胞是造血微环境中的核心成分，包括网状细胞、成纤维细胞、骨髓基质干细胞、血窦内皮细胞、巨噬细胞等。骨髓基质细胞不仅起支持作用，并且分泌多种造血因子，调节造血细胞的增殖分化。

2. **血窦**　为管腔大、形状不规则的毛细血管，其内皮细胞有窗孔，且间隙较大，基膜不完整。

（二）造血干细胞和造血祖细胞

造血干细胞是生产各种血细胞的最原始细胞。在一定的微环境和某些因素的调节下，造血干细胞先增殖分化为各类血细胞的祖细胞,然后祖细胞定向增殖、分化成为各种成熟血细胞。

1. **造血干细胞**(hemopoietic stem cell) 又称**多能干细胞**(multipotential stem cell),起源于人胚第三周初的卵黄囊血岛。胎儿出生后,造血干细胞主要存在于红骨髓中,约占骨髓有核细胞的0.5%,另外,肝、脾、淋巴结、外周血和胎儿脐带血内也有极少量分布。造血干细胞的特性是:①很强的增殖潜能,在一定条件下能反复分裂,大量增殖。②多向分化能力,在一些因素的作用下能分化形成不同的祖细胞。③自我复制能力,即细胞分裂后的部分子代细胞仍具原有特性,故造血干细胞可终生保持恒定的数量。造血干细胞包括髓性造血干细胞和淋巴性造血干细胞。髓性造血干细胞可分化为红细胞系、粒细胞单核细胞系、巨核细胞系等细胞系的造血祖细胞;淋巴性造血干细胞可分化为淋巴性造血祖细胞(图3-18)。

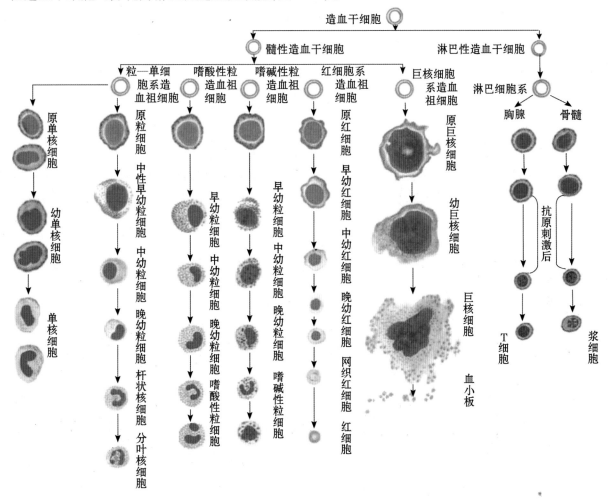

图3-18 血细胞发生示意图

2. **造血祖细胞**(hemopoietic progenitor) 是由造血干细胞分化而来的分化方向确定的干细胞,故也称**定向干细胞**(committed stem cell)。它们在不同的集落刺激因子作用下,分别分化为形态可辨认的各种血细胞。

知识链接 ••

脐 带 血

脐带血指胎儿娩出后从脐静脉抽出的胎盘血,是当今替代骨髓移植的造血干细胞的重要来

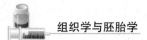

源。足月新生儿脐带血中造血干/祖细胞的密度相当于成人骨髓的 1/5 ~ 1/3、外周血的 12 ~ 16 倍,而且在脐带血中,粒细胞单核细胞系祖细胞分裂快,产生子代细胞多。20 世纪 90 年代以来,美国、欧洲等地已相继建立了脐带血库。我国在天津、北京建立了脐带血库。近年来,由于造血干细胞分离技术的建立和完善,使脐带血造血干细胞可在体外扩增后再进行移植,以满足临床日益增加的需要。

(三) 血细胞发生过程的形态演变

造血祖细胞经定向增殖、分化,形成各系的成熟细胞。血细胞的这一发育过程大致可分为三个阶段:原始阶段、幼稚阶段(又分早、中、晚三期)和成熟阶段(见图 3-18)。在各系血细胞的发生过程中其形态演变也有共同的规律:①细胞体由大变小,但巨核细胞则由小变大。②细胞核由大变小,红细胞的细胞核最终消失,粒细胞的细胞核由圆形逐渐变成杆状乃至分叶;但巨核细胞的细胞核由小变大。③细胞质由少变多,嗜碱性逐渐变弱,细胞质内特化的功能物质从无到有,并逐渐增多。④细胞分裂能力从有到无,但成熟的淋巴细胞仍保持很强的潜在分裂能力。

1. **红细胞的发生** 起始于红细胞系造血祖细胞,经历原红细胞、早幼红细胞、中幼红细胞、晚幼红细胞,晚幼红细胞脱去细胞核成为网织红细胞,最终成为成熟红细胞。从原红细胞发育至晚幼红细胞需 3 ~ 4 日。

2. **粒细胞的发生** 三种粒细胞虽有各自的造血祖细胞,但它们的发育过程基本相同,都历经原粒细胞、早幼粒细胞、中幼粒细胞、晚幼粒细胞,进而分化为成熟的杆状核粒细胞和分叶核粒细胞。从原粒细胞增殖分化为晚幼粒细胞需 4 ~ 6 日,杆状核粒细胞和分叶核粒细胞在骨髓停留 4 ~ 5 日后入血。在某些病理状态,如急性细菌感染,骨髓加速释放,外周血中的粒细胞可骤然增多。

3. **单核细胞的发生** 经过原单核细胞和幼单核细胞,变为单核细胞。单核细胞在骨髓中的贮存量不多,当机体出现炎症或免疫功能活跃时,幼单核细胞加速分裂增殖,以提供足量的单核细胞。

4. **血小板的发生** 经原巨核细胞、幼巨核细胞,发育为巨核细胞,巨核细胞的细胞质脱落成为血小板。原巨核细胞分化为幼巨核细胞,体积变大,细胞核常呈肾形,细胞质内开始出现血小板颗粒。幼巨核细胞的核内经过数次 DNA 复制,成为多倍体巨核细胞。巨核细胞呈不规则形,细胞核巨大呈分叶状,细胞质内分布大量血小板颗粒。然后,细胞膜内陷形成分隔小管,将细胞质分隔成许多小区,每个小区即是一个未来的血小板。

5. **淋巴细胞的发生** 一部分淋巴性造血干细胞经血液进入胸腺皮质,分化为 T 细胞,一部分在骨髓发育为 B 细胞和 NK 细胞。淋巴细胞的发生过程中形态结构的演变不很明显。

思考题

1. 简述疏松结缔组织成纤维细胞、巨噬细胞、浆细胞、肥大细胞的结构特点及功能。

2. 简述骨组织的结构、长骨骨干密质骨的骨板排列方式。

3. 简述红细胞的形态、结构特点、正常值及功能。

4. 简述各类白细胞的结构特点、比例及功能。

(陈剑英)

第四章　肌　组　织

◉学习目标

掌握：三种肌组织的光镜结构特点；骨骼肌纤维的超微结构。

熟悉：心肌纤维的超微结构。

了解：平滑肌纤维的超微结构。

肌组织(muscle tissue)主要由肌细胞构成,肌细胞间没有特有的细胞间质,但有少量的结缔组织,内含血管、神经和淋巴管等。肌细胞呈细长纤维状,故又称肌纤维。肌细胞的细胞膜称为肌膜,细胞质称为肌浆,肌浆内的滑面内质网称为肌浆网。肌细胞内有大量的肌丝,是肌纤维收缩和舒张的物质基础。肌组织根据结构、功能和分布的不同分为骨骼肌、心肌和平滑肌三种类型。

一、骨骼肌

骨骼肌(skeletal muscle)主要分布于头部、躯干和四肢,大多借肌腱附着于骨骼上。

骨骼肌活动受躯体神经支配,属于随意肌,肌纤维收缩迅速有力,但易疲劳。骨骼肌由成束的骨骼肌纤维组成,这些肌纤维由周围的结缔组织包裹而呈规则排列。每条肌纤维的周围包裹有少量结缔组织,称为肌内膜;多条肌纤维平行排列形成肌束,外面包裹的结缔组织,称为肌束膜;若干肌束组成一块肌肉,外面包裹的结缔组织,称为肌外膜(图4-1)。

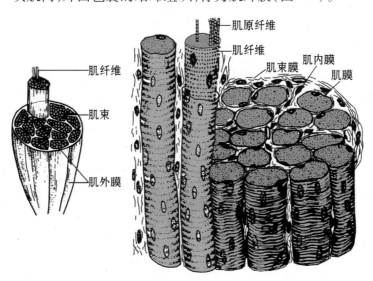

图4-1　骨骼肌与周围结缔组织(仿真图)

（一）骨骼肌纤维的光镜结构

骨骼肌纤维呈细长的圆柱状,长短不一,短的仅数毫米,长的可超过 10 cm,一般为 1 ~ 40 mm,直径为 10 ~ 100 μm。细胞核呈扁椭圆形,数量为数十甚至数百个,位于细胞的周边,靠近肌膜。肌浆内含有许多与肌纤维长轴平行排列的**肌原纤维**(myofibril)。

肌原纤维呈细丝状,每条肌原纤维上有许多相间排列的明带和暗带。在同一条肌纤维中,所有肌原纤维的明带和暗带整齐地排列在同一平面上,从而构成了骨骼肌纤维明暗相间的横纹,所以骨骼肌属横纹肌(图 4-2)。

肌原纤维的暗带又称 A 带,其中间部有一浅色的窄带称 H 带,H 带的中央有一条深色的线称 M 线。肌原纤维的明带也称 I 带,其中部有一条深色的细线,称 Z 线。相邻两条 Z 线之间的一段肌原纤维称为**肌节**(sarcomere)。每个肌节包括 1/2 I 带、1 个 A 带和 1/2 I 带,长 2 ~ 2.5 μm。肌节递次排列构成肌原纤维,是骨骼肌纤维结构和功能的基本单位。

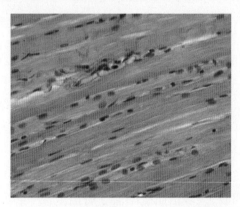

图 4-2　骨骼肌纤维纵切面(光镜像)

（二）骨骼肌纤维的电镜结构

1. 肌原纤维　电镜下可见每条肌原纤维由许多更细的肌丝平行排列而成,肌丝分粗肌丝和细肌丝 2 种。粗肌丝长约 1.5 μm,直径约 15 nm,位于肌节的 A 带内,中央固定于 M 线,两端游离;细肌丝长约 1 μm,直径约 5 nm,它的一端插入粗肌丝之间,另一端固定于 Z 线。因此,I 带内只有细肌丝,H 带内只有粗肌丝,H 带两侧的暗带内则既有粗肌丝又有细肌丝(图 4-3)。

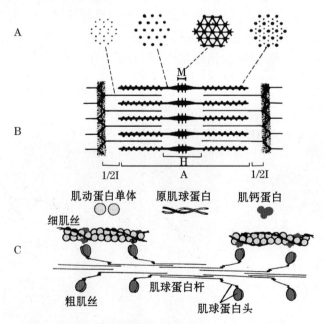

图 4-3　骨骼肌肌原纤维超微结构及肌丝分子构成示意图
A. 肌节不同部位的横切面;B. 肌节的纵切面;C. 肌丝的分子构成

（1）粗肌丝的分子结构　粗肌丝由肌球蛋白分子有序排列而成。肌球蛋白分子形如豆芽，分为头和杆两部分，二者之间的部分类似关节，可以屈动。大量肌球蛋白分子平行排列，集合成束，组成一条粗肌丝。肌球蛋白分子在 M 线两侧对称排列，杆部均朝向 M 线，头部朝向 Z 线，并突出于粗肌丝表面，称为横桥（cross bridge）。肌球蛋白分子头部具有 ATP 酶活性，可以分解 ATP 产生能量，使横桥屈动。

（2）细肌丝的分子结构　细肌丝由三种不同的蛋白质分子组成，即肌动蛋白、原肌球蛋白和肌钙蛋白（见图 4-3）。

肌动蛋白单体呈球形，许多单体相互连接成串珠状，并形成双股螺旋链。每个单体上都有一个与粗肌丝的肌球蛋白头部相结合的位点。

原肌球蛋白是由两条多肽链相互缠绕而成的螺旋状分子，每条原肌球蛋白分子的双螺旋链首尾相连，嵌于肌动蛋白双股螺旋链的浅沟内。

肌钙蛋白由三个球形亚单位组成，附着于原肌球蛋白分子上，可与 Ca^{2+} 结合。

2. **横小管**（transverse tubule）　是由肌膜向肌浆内凹陷形成的横行小管，同一平面上的横小管分支吻合，环绕每条肌原纤维。人类和哺乳动物的横小管位于 A 带与 I 带交界处，故每个肌节中有两条横小管（图 4-4）。横小管可将肌膜的兴奋迅速传至肌纤维内部。

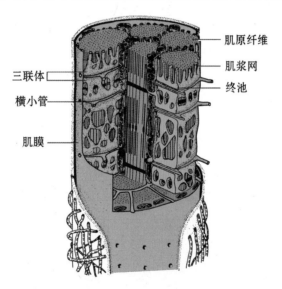

图 4-4　骨骼肌纤维超微结构立体模式图

3. **肌浆网**（sarcoplasmic reticulum）　是肌浆内特化的滑面内质网，位于相邻的横小管之间。肌浆网中部纵行包绕一段肌原纤维，称为**纵小管**。肌浆网靠近横小管两侧的部分横向贯通形成环形的扁囊，称为**终池**。两侧的终池及中间的横小管合称为三联体（图 4-4）。肌浆网的膜上有钙泵和钙通道，具有贮存钙离子和调节肌浆内钙离子浓度的功能。

骨骼肌纤维的肌浆中除了有肌原纤维、线粒体、糖原和少量的脂滴外，还含有可与氧结合的肌红蛋白。

（三）骨骼肌纤维收缩原理

目前，还是用肌丝滑动原理来解释骨骼肌纤维的收缩机制，其主要过程为：①运动神经末梢将神经冲动传至肌膜。②肌膜的兴奋经横小管传至终池；③肌浆网内的 Ca^{2+} 涌入肌浆；④Ca^{2+}

与肌钙蛋白结合,引起肌钙蛋白和原肌球蛋白的构型发生变化,暴露出肌动蛋白上与肌球蛋白头部的结合位点,二者迅速结合;⑤肌球蛋白头部的 ATP 酶被激活,分解 ATP 释放能量,化学能转变成机械能,肌球蛋白头部发生屈动,牵引细肌丝向 M 线方向滑动,细肌丝滑入粗肌丝之间,肌节缩短,肌纤维收缩,肌节的 I 带和 H 带缩短,但 A 带长度不变;⑥收缩完毕,肌浆内的 Ca^{2+} 被泵回肌浆网,肌钙蛋白等恢复原来的构型,肌球蛋白头部与肌动蛋白脱离,肌节复原,肌纤维松弛(图4-5)。

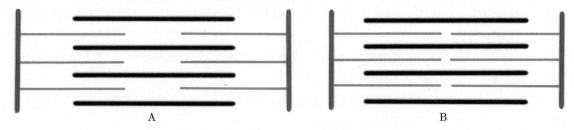

图4-5　骨骼肌收缩时肌节变化示意图
A.肌纤维舒张;B.肌纤维收缩

二、心肌

心肌(cardiac muscle)分布于心壁和邻近心脏的大血管壁上。心肌受内脏神经支配,属于不随意肌,收缩具有自动节律性,缓慢而持久,不易疲劳。

(一)心肌纤维的光镜结构

心肌纤维呈短圆柱状,有分支,相互连接成网。细胞核呈椭圆形,居中,一般只有一个,少数心肌纤维含有双核。在 HE 染色标本中,相邻心肌纤维连接处有着色较深的横行粗线,称为**闰盘**(intercalated disk)。心肌纤维也有明暗相间的横纹,属横纹肌,但心肌的横纹不如骨骼肌的明显(图4-6)。

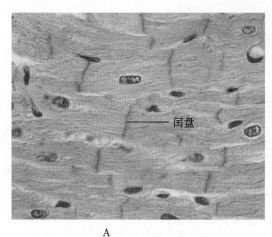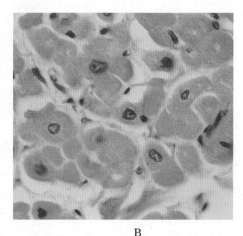

闰盘

图4-6　心肌纤维光镜像
A. 纵切面;B. 横切面

(二)心肌纤维的电镜结构

心肌纤维的电镜结构与骨骼肌相似,但有如下特点:①肌原纤维界限不明显,粗细不等。②闰盘由相邻心肌纤维的肌膜相互嵌合而成,常呈阶梯状。在连接的横位部分有中间连接和桥粒,起牢固的连接作用;在连接的纵位部分有缝隙连接,便于细胞间化学信息的交流和电冲动的传导,利于心肌纤维舒缩的同步化。③心肌纤维的横小管较粗短,位于Z线水平。④肌浆网不发达,常只在横小管的一侧形成终池,终池小而少,与横小管相贴组成二联体。⑤心房肌纤维的肌浆内含有分泌颗粒,分泌的心房利钠肽具有排钠、利尿等功能(图4-7)。

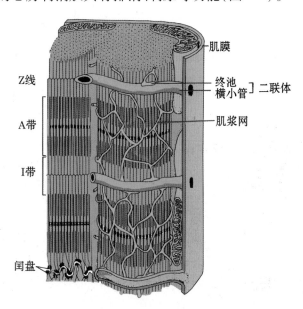

图4-7 心肌纤维超微结构立体模式图

三、平滑肌

平滑肌(smooth muscle)主要分布于内脏器官和血管壁等处。平滑肌受内脏神经支配,属于不随意肌,收缩缓慢而持久。

平滑肌纤维呈长梭形,细胞中央有一个长椭圆形的细胞核,收缩时核可扭曲呈螺旋形,细胞质呈嗜酸性,无横纹。平滑肌纤维长度不一,一般为 200 μm,但小血管壁平滑肌纤维长度仅 20 μm,而妊娠子宫平滑肌纤维可长达 500 μm。平滑肌纤维平行成束或成层排列,每个肌纤维的宽部与邻近肌纤维两端的细部相嵌合,因此在横切面上肌纤维的直径粗细不等,有的可见细胞核,有的未见细胞核(图4-8)。

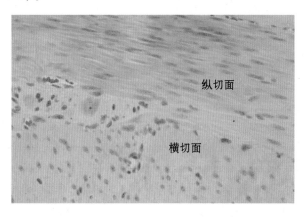

图4-8 平滑肌纵、横切面(光镜像)

知识链接 ••

平滑肌纤维的电镜结构

电镜下平滑肌纤维也有粗肌丝、细肌丝，但不形成肌原纤维；肌膜也向内凹陷形成小凹，但不形成横小管；肌浆网不发达，呈小管状。肌纤维内除粗肌丝、细肌丝外，可见大量的密斑、密体和中间丝。密斑和密体均为电子致密小体，密斑位于肌膜内面，密体位于肌浆中，二者之间有中间丝相连。细肌丝主要由肌动蛋白构成，一端附着于密斑或密体上，另一端游离于肌浆中。粗肌丝也由肌球蛋白构成，均匀地分布在细肌丝之间。若干条粗肌丝和细肌丝聚集形成收缩单位（图4-9）。相邻的平滑肌纤维之间有较发达的缝隙连接，可传递信息分子和电冲动，有利于众多平滑肌纤维同步收缩而形成功能整体。

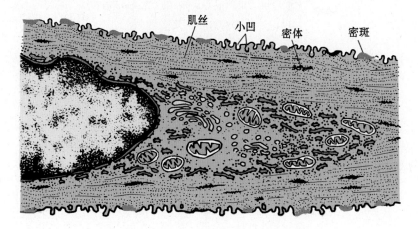

图4-9 平滑肌纤维超微结构模式图

思考题

1. 简述三种肌纤维的光镜结构特点。
2. 比较骨骼肌纤维与心肌纤维电镜结构的异同点。

（张国境）

第五章 神 经 组 织

◉学习目标
　　掌握:神经元的结构和分类;突触的结构和功能;有髓神经纤维的结构和功能特点。
　　熟悉:神经胶质细胞的种类及其功能。
　　了解:神经末梢的种类及其功能。

　　神经组织(nervous tissue)由神经细胞和神经胶质细胞构成。神经细胞(nerve cell)是神经系统结构和功能的基本单位,又称神经元(neuron),具有接受刺激、传导冲动的功能。神经胶质细胞对神经元起支持、保护、营养和绝缘等作用。

一、神经元

(一) 神经元的结构

　　神经元的形态多样,但都可分为胞体和突起两部分(图5-1)。

　　1. 胞体　是神经元的代谢和营养中心,位于脑和脊髓的灰质和神经节内。胞体大小不一,直径为4~120 μm。胞体形态各异,有圆形、梭形、星形、锥体形等。细胞核位于胞体中央,大而圆,染色浅,核仁大而明显。细胞质中除了含有一般细胞器外,尚有下述神经元的特征性结构。

　　(1) 尼氏体(Nissl body)　分布于胞体及树突内,光镜下呈嗜碱性斑块或颗粒(图5-2)。电镜下,尼氏体由密集排列的粗面内质网和游离核糖体构成。尼氏体是神经元合成蛋白质的结构。合成的蛋白质包括更新细胞器所需的结构蛋白质、产生神经递质有关的酶等。

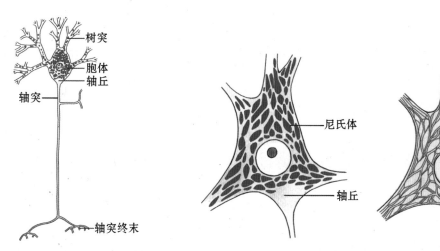

图5-1　神经元结构模式图　　　　图5-2　神经元尼氏体和神经原纤维

（2）**神经原纤维**（neurofibril） 在镀银染色切片中，神经元胞体内有棕黑色细丝，互相交织成网，并伸入到轴突或树突（见图5-2）。电镜下，神经原纤维由集合成束的神经丝（neurofilament）和微管构成。神经原纤维构成了神经元的细胞骨架，并参与神经元内的物质运输。

2. 突起 按形态和功能的不同，分为树突和轴突两种。

（1）**树突**（dendrite） 一个神经元可有一个或多个树突。树突粗短，反复分支呈树枝状（见图5-1）。分支的表面常见棘状小突起，称为**树突棘**（dendritic spine），是神经元之间形成突触的主要部位。树突内细胞质的结构与胞体相似。树突的主要功能是接受刺激，并将神经冲动传向胞体。

（2）**轴突**（axon） 一个神经元只有一个轴突。轴突表面光滑，细而长，分支少，仅有少量侧支呈直角发出，轴突末端分支较多，形成轴突终末。胞体发出轴突的部分常呈圆锥形，称为**轴丘**（axon hillock），该区和轴突内均无尼氏体。轴突的主要功能是将神经冲动由胞体传向轴突终末。

（二）神经元的分类

神经元的分类方法很多，常以神经元突起的数目、神经元的功能及所释放的神经递质等进行分类。

1. 根据神经元突起的数目分类（图5-3）

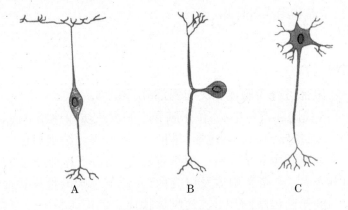

图5-3 神经元的几种主要类型形态模式图
A. 双极神经元；B. 假单极神经元；C. 多极神经元

（1）假单极神经元（pseudounipolar neuron） 由神经元胞体发出一个突起，在离开胞体不远处即分为两支，一支进入中枢神经系统，称为中枢突；另一支分布到组织或器官，称为周围突。

（2）双极神经元（bipolar neuron） 具有一个轴突和一个树突。

（3）多极神经元（multipolar neuron） 具有一个轴突和多个树突，是体内数量最多的一类神经元。

2. 根据神经元的功能分类

（1）感觉神经元（sensory neuron） 又称传入神经元，多为假单极神经元，可接受体内、外刺激，并将信息传向中枢。

（2）运动神经元（motor neuron） 又称传出神经元，多为多极神经元，负责将神经冲动传递给肌细胞或腺细胞。

（3）中间神经元（interneuron） 又称联络神经元，多为多极神经元，数量约占神经元总数的99%，分布于感觉神经元和运动神经元之间，起信息加工和联络作用。

（三）突触

突触（synapse）是神经元之间或神经元与效应细胞之间的特化的细胞连接，是传递神经信息的结构基础。突触的形式多样，最常见的是一个神经元的轴突终末与另一神经元的树突、树突棘或胞体连接，分别形成轴－树突触、轴－棘突触或轴－体突触（图5-4）。根据神经冲动传导方式的不同，突触可分为电突触和化学突触两类。**电突触**实际是神经元之间的缝隙连接，以电讯号传递信息。**化学突触**是以神经递质作为信息传递的媒介。通常所说的突触是指化学突触。

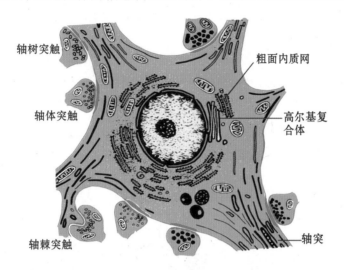

图5-4 多极神经元及其突触超微结构模式图

电镜下，化学突触由**突触前成分**（presynaptic element）、**突触间隙**（synaptic cleft）和**突触后成分**（postsynaptic element）三部分构成（图5-5）。突触前、突触后成分彼此相对的细胞膜，分别称为**突触前膜**和**突触后膜**。

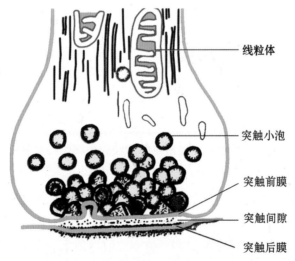

图5-5 化学突触超微结构模式图

1. 突触前成分 通常是前一个神经元的轴突终末，呈球状膨大附着在后一神经元的树突或胞体上，在镀银染色的切片上呈棕黑色颗粒，称为**突触扣结**（synaptic button）。电镜下，突触前成分内含许多**突触小泡**（synaptic vesicle）、线粒体和微丝等。突触小泡是突触前成分的特征性结构，呈圆形或扁圆形,内含神经递质。

2. 突触间隙　是位于突触前膜、突触后膜之间的狭窄间隙,宽 15～30 nm。

3. 突触后成分　为后一个神经元或效应细胞与突触前成分相对应的局部区域,突触后膜上存在神经递质的特异性受体。

当神经冲动传至突触前膜时,突触小泡前移,紧贴突触前膜,以胞吐方式释放神经递质,经过突触间隙,与突触后膜上的特异性受体结合,引起突触后膜的兴奋性或抑制性变化,进而引起突触后成分乃至后一个神经元的兴奋或抑制,从而将信息传给后一神经元或效应细胞。

二、神经胶质细胞

神经胶质细胞(neuroglial cell)简称胶质细胞或神经胶质(neuroglia),广泛分布于中枢和周围神经系统。神经胶质数量较多,为神经元的 10～50 倍。胶质细胞也有突起,但不分树突和轴突,也无传导神经冲动的功能。胶质细胞对神经元有支持、保护、营养、绝缘和修复等作用。

(一)中枢神经系统的胶质细胞

1. 星形胶质细胞(astrocyte)　是胶质细胞中体积最大的一种。星形胶质细胞的胞体呈星形,自胞体伸出的突起呈放射状走行,并反复分支(图 5-6)。星形胶质细胞可分为两种:①纤维性星形胶质细胞,多分布于脑和脊髓的白质,其突起细长,分支较少;②原浆性星形胶质细胞,多分布于脑和脊髓的灰质,其突起短粗,分支多。

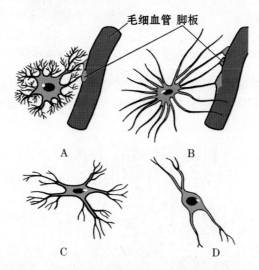

图 5-6　中枢神经系统的神经胶质细胞模式图
A. 原浆性星形胶质细胞;B. 纤维性星形胶质细胞;C. 小胶质细胞;D. 少突胶质细胞

星形胶质细胞的突起伸展填充于神经元胞体及其突起之间,起支持和绝缘的作用。有些突起末端扩展形成脚板,贴附在毛细血管壁上或脑和脊髓表面,形成神经胶质膜,神经胶质膜是构成**血-脑脊液屏障**(blood - cerebrospinal fluid barrier)的成分之一。血-脑脊液屏障是存在于血液和脑组织之间的屏障结构,由连续毛细血管内皮、基膜和神经胶质膜构成。这种屏障结构可阻止血液中的某些成分,如细菌、毒素及其他有害物质进入脑组织。

2. 少突胶质细胞(oligodendrocyte)　胞体较星形胶质细胞小,突起较少,突起末端呈叶片状膨大,包卷神经元的轴突,形成中枢神经系统有髓神经纤维的髓鞘。

3. 小胶质细胞(microglia)　是最小的神经胶质细胞。胞体细长或椭圆,突起细长,反复分支,表面形成许多小棘(见图 5-6)。小胶质细胞来源于血液中的单核细胞,具有吞噬功能。当神经系统损伤时,可吞噬死亡细胞的碎屑。

4. 室管膜细胞(ependymal cell)　是覆盖在脑室和脊髓中央管的腔面的一层立方形或柱状细胞。细胞游离面有微绒毛或纤毛,部分细胞基底部有细长突起伸向深部。室管膜细胞具有支持、保护作用。

（二）周围神经系统的胶质细胞

1. 施万细胞(Schwann cell)　又称神经膜细胞(neurolemmal cell),包绕在神经元突起的周围,形成周围神经纤维的髓鞘和神经膜(图 5-7),并对神经纤维再生具有支持和诱导作用。

2. 卫星细胞(satellite cell)　是神经节内包绕在神经元胞体周围的一层扁平或立方形细胞,它具有保护和营养神经节细胞的功能。

三、神经纤维和神经

（一）神经纤维

神经纤维(nerve fiber)是由神经元的长突起(通常是轴突)和包绕其外的神经胶质细胞共同构成。根据神经胶质细胞是否形成髓鞘,可将神经纤维分为两类。

1. 有髓神经纤维(myelinated nerve fiber)　有节段性髓鞘包裹的神经纤维称有髓神经纤维。髓鞘具有保护和绝缘作用,可防止神经冲动的扩散。

（1）周围神经系统的有髓神经纤维　由呈长卷筒状的施万细胞一个接一个包裹轴突形成。施万细胞的细胞膜在轴突外反复包卷形成的多层膜结构即髓鞘,其外侧的细胞膜与外周的基膜共同构成**神经膜**。髓鞘呈节段性包卷轴突,在相邻两个施万细胞的连接处无髓鞘形成,该缩窄处称为**郎飞结**(Ranvier node),相邻两个郎飞结之间的一段神经纤维称为**结间体**(图 5-8)。每一个结间体的髓鞘是由一个施万细胞的双层细胞膜反复包卷轴突形成(图 5-7)。

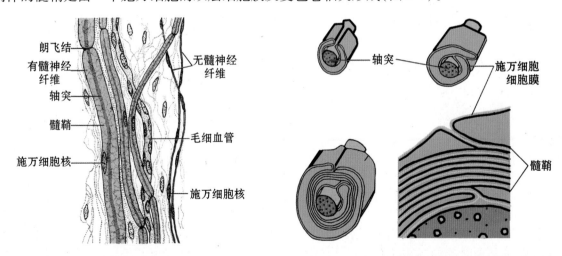

图 5-7　周围神经纤维(仿真图)　　图 5-8　周围有髓神经纤维髓鞘形成示意图

髓鞘的主要成分是脂蛋白。光镜下,HE 切片因髓鞘的脂类物质被溶解而呈浅染的泡沫状。电镜下,髓鞘呈明暗相间的同心圆板层状结构。

（2）中枢神经系统的有髓神经纤维　其结构与周围神经系统的有髓神经纤维基本相同,但髓鞘由少突胶质细胞的叶片状突起末端包卷轴突形成,一个少突胶质细胞有多个突起,可分别包卷多个轴突。中枢有髓神经纤维外表面无神经膜(图5-9)。

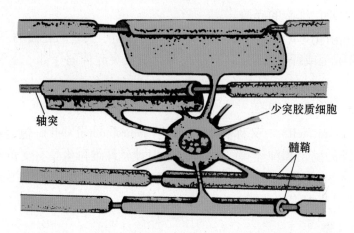

图5-9　少突胶质细胞和中枢有髓神经纤维关系模式图

有髓神经纤维的神经冲动传导,是从一个朗飞结到下一个朗飞结呈跳跃式传导,因而传导速度快。

2. 无髓神经纤维(unmyelinated nerve fiber)　周围神经系统的无髓神经纤维轴突外仅有单层施万细胞的细胞膜包绕,不形成髓鞘。施万细胞表面有数量不等、深浅不一的纵沟,纵沟内为轴突。一个施万细胞可包绕多个轴突(图5-10)。中枢神经系统的无髓神经纤维就是裸露的轴突。无髓神经纤维的神经冲动传导,是沿轴突连续进行,故传导速度较慢。

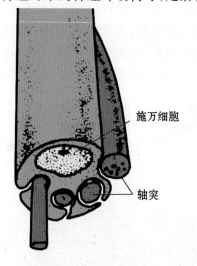

图5-10　周围无髓神经纤维超微结构模式图

(二)神经

在周围神经系统,若干神经纤维集合形成神经纤维束,若干条神经纤维束又集合成神经(nerve)。神经、神经纤维束和神经纤维的外面都有结缔组织包裹,这些结缔组织分别称为神经外膜、神经束膜和神经内膜。

四、神经末梢

神经末梢(nerve ending)是指周围神经纤维的终末部分。根据功能分为感觉神经末梢和运动神经末梢两类。

(一)感觉神经末梢

感觉神经末梢(sensory nerve ending)是感觉神经元(假单极神经元)周围突的终末部分,该终末与周围组织共同构成感受器。其功能是接受内外环境的刺激,并将刺激转化为神经冲动传至中枢。感觉神经末梢按其结构分为两种。

1. **游离神经末梢**(free sensory nerve ending)　有髓或无髓神经纤维的终末失去施万细胞的包裹,反复分支而成。裸露的细支分布于表皮、角膜、黏膜上皮及结缔组织等处,能感受冷、热、疼痛的刺激。

2. **有被囊神经末梢**(encapsulated nerve ending)　此种神经末梢形式多样,外面都包有结缔组织被囊,有髓神经纤维到达被囊时失去髓鞘,分支伸入结缔组织被囊内。常见如下三种。

（1）**触觉小体**（tactile corpuscle） 分布在皮肤真皮乳头内,以手指、足趾掌侧的皮肤居多。呈卵圆形,被囊内有许多横列的扁平细胞,裸露的神经纤维终末分支盘绕于扁平细胞间（图5-11）,感受触觉。

（2）**环层小体**（lamellar corpuscle） 广泛分布于皮肤深层、腹膜、肠系膜、韧带和关节囊等处。呈卵圆形,大小不一。被囊由数十层同心圆排列的扁平细胞构成,中央为一条均质性的柱状体,裸露的神经纤维终末穿行于柱状体内（图5-11）,感受压力和振动觉。

（3）**肌梭**（muscle spindle） 分布在骨骼肌内的梭形小体,外包结缔组织被囊,内有数条细小的梭内肌纤维,裸露的神经纤维终末分支伸入被囊后缠绕在梭内肌纤维的中心段外表。肌梭可感受肌肉的牵张刺激,属本体感受器。

（二）运动神经末梢

运动神经末梢（motor nerve ending）是运动神经元的轴突终末,终止于肌组织或腺体,该终末与周围组织共同构成**效应器**。运动神经末梢可分为两类。

1. 躯体运动神经末梢（somatic motor nerve ending） 为分布于骨骼肌的运动神经末梢。来自于脊髓灰质前角或脑干的运动神经元的轴突到达所支配的骨骼肌时,失去髓鞘,形成许多爪样分支,每一分支的末端呈葡萄状膨大,贴附

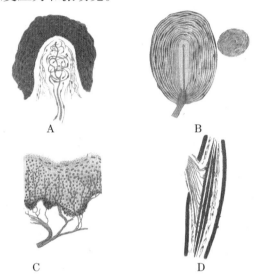

图5-11 各类感觉神经末梢光镜结构模式图
A. 触觉小体；B. 环层小体；C. 游离神经末梢；D. 肌梭

在骨骼肌细胞的表面,形成化学突触连接,此连接区呈椭圆形板状隆起,称为**运动终板**（motor end plate）或神经－肌连接（neuromuscular junction）。一个运动神经元的轴突可支配数条甚至上千条骨骼肌纤维,形成多个运动终板（图5-12）。

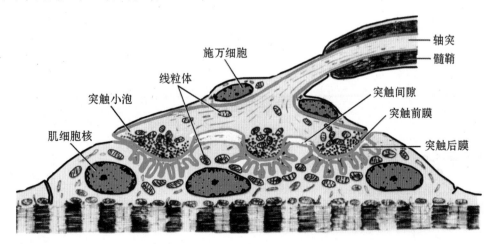

图5-12 运动终板超微结构模式图

2. 内脏运动神经末梢（visceral motor nerve ending） 为分布于平滑肌、心肌和腺上皮的运动神经末梢。自主神经节内神经元发出的无髓神经纤维的终末呈串珠样膨大,黏附于肌细胞或腺

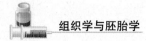
细胞上,构成突触。内脏运动神经末梢支配平滑肌、心肌的收缩和舒张或腺细胞的分泌活动。

思考题

1. 简述神经元的形态结构特征,并从结构和功能上比较树突与轴突。
2. 简述突触的定义、分类及化学突触的结构。
3. 简述神经胶质细胞的分类、结构和功能特点。
4. 简述周围神经系统有髓神经纤维的结构。
5. 简述神经末梢的种类和功能。

（岳黎敏）

第六章　循　环　系　统

◉学习目标

掌握:大动脉、中动脉的结构、功能;毛细血管的分类、结构和功能;心壁的结构。

熟悉:熟悉静脉的结构。

了解:心脏的传导系统。

循环系统(circulatory system)包括心血管系统和淋巴管系统,是连续而封闭的管道系统。心血管系统由心脏、动脉、毛细血管和静脉组成,完成人体的血液运输,并参与血液和组织细胞间的物质交换。淋巴管系统是一辅助的循环管道,由毛细淋巴管、淋巴管和淋巴导管组成。循环系统的功能主要是参与气体和物质的交换、免疫功能和代谢活动等。循环系统的某些细胞还具有内分泌的功能。

一、心脏

心壁很厚,主要由心肌构成。由于心脏的规律性收缩,从而保持血液在血管中流动,使身体的器官和组织得到充分的血液供应,又使排泄器官把代谢产物不断排出体外。

(一)心壁的结构

心壁由三层膜组成,从内向外依次为心内膜、心肌膜和心外膜(图6-1)。

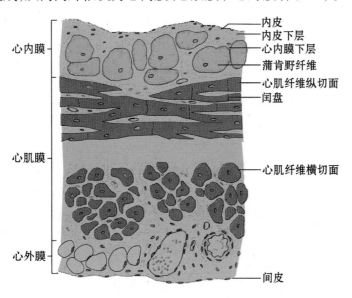

图6-1　心壁结构模式图

1. **心内膜**（endocardium）　是心壁的最内层,又分为内皮、内皮下层和心内膜下层。腔面是内皮,与血管的内皮相延续。内皮外为内皮下层,由结缔组织构成。心内膜下层位于心内膜最深层,由较疏松的结缔组织构成,内有小血管和神经。在心室的心内膜下层中还有心脏传导系统的分支,即浦肯野纤维。

2. **心肌膜**（myocardium）　主要由心肌构成,心房的心肌较薄,心室的心肌很厚,左心室处心肌最厚。心肌纤维呈螺旋状排列,大致可分为内纵行、中环行和外斜行三层。心肌纤维多集合成束,束间的结缔组织中有丰富的毛细血管、淋巴管和神经。电镜下可见部分心房肌纤维中含有膜包被的分泌颗粒,称心房特殊颗粒,内含心房钠尿肽,这种激素具有很强的利尿、排钠、扩张血管和降低血压的作用。

3. **心外膜**（epicardium）　为心包膜的脏层,其结构为浆膜。外表面被覆间皮,间皮下是薄层的结缔组织。心外膜中含血管、神经,并常有脂肪组织。

在心房肌和心室肌交界处,有致密结缔组织构成的心脏支架,称为心骨骼。心房肌、心室肌分别附着于心骨骼,两部分的心肌并不相连。

4. **心瓣膜**（cardiac valve）　是心内膜向腔内突起形成的薄片状结构。表面覆以内皮,内部为致密结缔组织,并与心骨骼相连。其功能是阻止血液逆流。

知识链接 ●●●

随着心血管外科技术的迅猛发展,各种材料的心血管代用品也应运而生,目前公认的比较好的生物材料为经戊二醛复合物制作的牛心包片。由于其来源广泛,价格便宜等特点而广泛应用于各种先天性和后天性心脏病、大血管疾病的手术治疗。如用来修补各种类型的缺损和进行心瓣膜重建等。近年来研究表明,经复合鞣质的牛心包片修补畸形后,与自身组织紧密粘连,起着支撑和媒介作用,可使牛心包内侧形成正常的内皮化组织。亦有学者对牛心包补片的患者进行了长期随访,证实其远期效果良好。

（二）心脏的传导系统

心脏的传导系统由特殊分化的心肌纤维组成,具有发出冲动、传导兴奋、调节心脏节律性收缩的作用。该系统包括:窦房结、房室结、房室束及房室束的分支。除窦房结位于右心房心外膜深部外,其余各部分均分布于心内膜下层(图6-2)。组成心脏传导系统的细胞有以下三种。

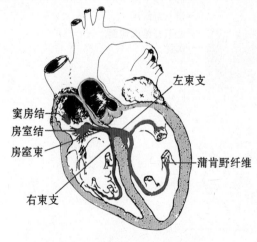

图6-2　心脏传导系统模式图

左束支
窦房结
房室结
房室束
蒲肯野纤维
右束支

1. 起搏细胞　简称 P 细胞,位于窦房结与房室结的中央。细胞较小,呈梭形或多边形,细胞质内细胞器较少。起搏细胞是心肌兴奋的起搏点。

2. 移行细胞　移行细胞主要位于窦房结和房室结的周边及房室束。细胞结构介于起搏细胞和心肌纤维之间,比心肌纤维细而短,细胞质内所含的肌原纤维较起搏细胞多。移行细胞起传导冲动的作用。

3. 浦肯野纤维　又称束细胞,该细胞组成房室束及其分支。这种细胞比心肌纤维短而粗,细胞中央有 1~2 个细胞核,细胞质内含有丰富的线粒体和糖原,肌原纤维较少,且多位于细胞周边,细胞质较心肌纤维染色浅。细胞之间有发达的闰盘相连。浦肯野纤维与心室肌纤维相连续,能将冲动快速传至心室各处,引发心肌同步收缩。

二、动脉

动脉可分为大动脉、中动脉、小动脉和微动脉,管壁结构从腔面向外依次都可分为内膜、中膜和外膜。四种动脉管径的大小和管壁的结构是逐渐变化的,之间并无明显的分界,其中以中膜的变化最为显著。动脉管壁中除了内皮细胞、基膜和结缔组织外,还有平滑肌、弹性纤维和胶原纤维。

(一)大动脉

大动脉(large artery)包括主动脉、肺动脉、颈总动脉、锁骨下动脉和髂总动脉等。大动脉主要结构特点是管壁中含有多层弹性膜与大量弹性纤维。平滑肌较少,故又称**弹性动脉**,其管壁结构特点如下(图6-3)。

1. 内膜 大动脉内膜由内皮,内皮下层和内弹性膜构成。电镜下观察,可见内皮细胞中有一种杆状小体,称Weibel-Palade小体(W-P小体),W-P小体有膜包裹,内含纵行的管状结构,具有储存vWF(von Willebrand Factor)的作用,vWF是一种大分子糖蛋白,与止血、凝血功能相关。内皮下层较厚,其中含有胶原纤维、弹性纤维和少量的平滑肌。内弹性膜与中膜的弹性膜相连续,光镜下不易分辨,故内膜与中膜分界不清。

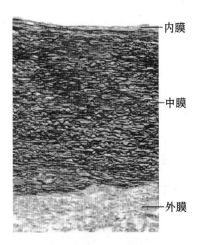

图6-3 大动脉光镜结构像

2. 中膜 成人大动脉的中膜很厚,有40~70层弹性膜。膜上有许多窗孔,各层弹性膜之间由弹性纤维相连,弹性膜之间有环行平滑肌和少量胶原纤维。

3. 外膜 外膜相对较薄,由结缔组织组成,大部分为胶原纤维,还有少量弹性纤维。没有明显的外弹性膜。外膜中含有较多的营养血管、淋巴管和神经。

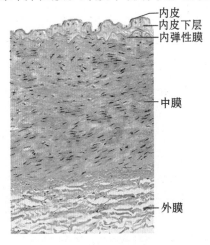

图6-4 中等动脉光镜像

大动脉管壁中含有丰富的弹性纤维,具有较大的弹性。心脏收缩时,其管壁扩张,而心脏舒张时,其管壁回缩,从而维持血液匀速、持续的流动。

(二)中动脉

中动脉(medium sized artery)是除大动脉以外,在解剖学上有命名的、管径大于1 mm的动脉大都属中动脉。中动脉管壁中平滑肌相当丰富,又称**肌性动脉**。中动脉管壁的结构如下(图6-4)。

1. 内膜 位于管壁的最内层,是三层膜中最薄的一层,由内皮、内皮下层和内弹性膜构成。

(1)内皮 内皮细胞衬于血管的腔面,表面光滑,利于血液的流动。

(2)内皮下层 是位于内皮外的薄层结缔组织,内含少量胶原纤维、弹性纤维,有时有少量纵行平滑肌。在较小的中动脉中此层很薄,因而内皮与内弹性膜相贴。

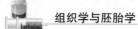

（3）内弹性膜　内皮下层深面有内弹性膜,它是由弹性蛋白形成的膜状结构。HE 染色中,内弹性膜呈嗜酸性,染成红色,常因血管壁的收缩而呈波浪状（见图 6-4）。内弹性膜可作为内膜与中膜的分界。

2. 中膜　位于内膜和外膜之间,较厚,由 10~40 层环行平滑肌组成。平滑肌之间有一些弹性纤维和胶原纤维。在病理情况下,中膜的平滑肌移入内膜,产生纤维和基质,使内膜增厚,是动脉硬化的重要病理变化。

3. 外膜　由疏松结缔组织组成,在中膜与外膜交界处可见外弹性膜,由密集的弹性纤维构成。外膜中尚含有小的营养血管、淋巴管和丰富的神经。

中动脉管壁平滑肌发达,平滑肌的收缩和舒张使血管管径缩小或扩大、调节分配到身体各部和各器官的血流量。

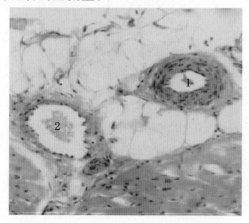

图 6-5　小动脉和小静脉（光镜像）
1. 小动脉;2. 小静脉

（三）小动脉

小动脉管径一般在 0.3~1 mm 之间,结构与中动脉相似,但各层均变薄。较大的小动脉可有明显的内弹性膜,中膜有两层以上的平滑肌,也属肌性动脉。外膜为结缔组织,一般无外弹性膜（图 6-5）。

（四）微动脉

管径在 0.3 mm 以下的动脉称微动脉,管壁仅由内皮和 1~2 层平滑肌构成,外膜很薄。小动脉和微动脉管壁的平滑肌收缩,可使血管管径变小,增加血流阻力,对血压形成及血流量的调节起重要作用。

三、毛细血管

毛细血管（capillary）是人体内管径最细、分布最广的血管,其管径一般为 6~8 μm,毛细血管的分支互相吻合成网。各组织和器官内的毛细血管疏密程度差别很大,在代谢旺盛的器官如心、肺、肾等器官,毛细血管网较密;而在代谢较低的组织如骨组织、肌腱和韧带等处,毛细血管网则较稀疏。

（一）毛细血管的结构

毛细血管的管壁主要由内皮细胞和基膜组成（图 6-6）。较细的毛细血管在横切面上只由一个内皮细胞围成,而较粗的毛细血管可由 2~3 个内皮细胞围成。在内皮细胞与基膜之间散在有一种扁而有突起的细胞,此细胞突起紧贴在内皮细胞基底面,称为周细胞。周细胞的功能还不清楚,可能是未分化的细胞,在血管损伤修复时分化为内皮细胞、平滑肌细胞或成纤维细胞。

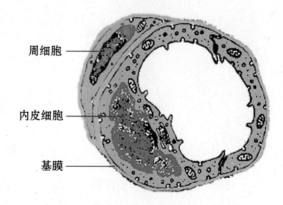

周细胞

内皮细胞

基膜

图 6-6　毛细血管电镜结构模式图

（二）毛细血管的分类

光镜下观察，各种组织和器官中的毛细血管结构很相似。但在电镜下，根据内皮细胞等结构的不同，将毛细血管分为三类（图6-7）。

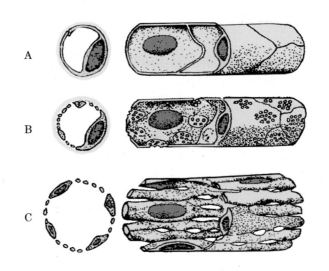

图6-7　毛细血管类型模式图
A. 连续毛细血管；B. 有孔毛细血管；C. 血窦

1. 连续毛细血管（continuous capillary）　内皮细胞借紧密连接形成一层连续性内皮，内皮外有完整的基膜。细胞质内含有许多吞饮小泡，物质交换主要通过吞饮小泡的作用来完成。连续毛细血管主要分布于结缔组织、肌组织、胸腺、肺和中枢神经系统等处。参与血－脑脊液屏障、血－胸腺屏障等屏障的构成。

2. 有孔毛细血管（fenestrated capillary）　内皮细胞相互连续，细胞间也有紧密连接，内皮细胞外有连续的基膜。但内皮细胞不含核的部分很薄，并有许多贯穿细胞质的内皮窗孔。孔的直径一般为60～80 nm，有的孔上有4～6 nm厚的隔膜封闭。有孔毛细血管主要分布于胃肠黏膜、某些内分泌腺及肾血管球等处。物质交换可通过内皮窗孔完成。

3. 血窦（sinusoid）　又称窦状毛细血管，血窦的管腔较大，直径可达40 µm，形状不规则，内皮细胞之间有较大的间隙，有的内皮细胞有窗孔，基膜不完整，甚至没有。血窦主要分布于肝、脾、骨髓和一些内分泌腺中。物质交换可通过内皮窗孔及内皮细胞间的间隙来完成。

四、静脉

静脉（vein）常与相应的动脉伴行。与伴行的动脉比较，静脉的管壁薄，管腔大而不规则。静脉由细至粗逐级汇合，可分为微静脉、小静脉、中静脉和大静脉。静脉管壁大致也分为内膜、中膜和外膜三层，但三层膜的分界常不清楚。静脉管壁中平滑肌和弹性纤维较少，但结缔组织甚多，静脉多具有瓣膜。

（一）大静脉

大静脉的管径大约10 mm，上腔静脉、下腔静脉、无名静脉和颈静脉等都属于此类。内膜较薄，内弹性膜不明显或无。中膜很不发达，由几层稀疏的环行平滑肌组成。外膜较厚，由结缔组织和纵行排列的平滑肌束组成。

（二）中静脉

除大静脉以外，凡有解剖学名称的静脉都属中静脉，内膜很薄，内弹性膜不明显或没有。中膜比其相应的中动脉薄得多，只含少量稀疏的环行平滑肌。外膜相对较厚，无外弹性膜，有的中静脉外膜中可见少量纵行的平滑肌束。

（三）小静脉

小静脉的管径在 $0.2 \sim 1\ mm$，由内皮和少量的结缔组织及散在的平滑肌组成。较大的小静脉在内皮和结缔组织之间可出现数层平滑肌纤维。

（四）微静脉

管径在 $200\ \mu m$ 以下的小静脉称微静脉。内皮外有或无平滑肌纤维，外膜薄，与毛细血管相接的一段微静脉称毛细血管后微静脉。其管壁结构与毛细血管相似。

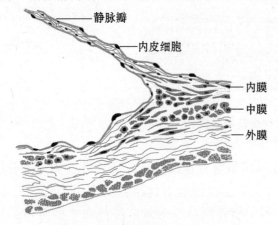

图 6-8　静脉瓣光镜结构模式图

（五）静脉瓣

管径在 $2\ mm$ 以上的静脉常有静脉瓣，瓣膜由内膜向静脉管腔内突入折叠而成，表面覆以内皮，内部为含有弹性纤维的结缔组织。静脉瓣为两个半月形薄片，彼此相对，其游离缘朝向血流方向。可防止血液逆流（图 6-8）。

五、微循环

微循环（microcirculation）是指由微动脉到微静脉之间的血液循环，是血液循环的基本功能单位。人体器官中的微循环血管一般由微动脉、毛细血管前微动脉、中间微动脉、真毛细血管网、直捷通路、动静脉吻合和微静脉组成。

六、淋巴管系统

淋巴管系统由毛细淋巴管、淋巴管和淋巴导管组成。毛细淋巴管起始于组织间隙，起端为盲端，结构特点是：管腔大而不规则，管壁薄，仅由内皮和极薄的结缔组织构成，内皮细胞间有较宽的间隙，基膜不完整，通透性大，可允许大分子物质通过。淋巴管和淋巴导管的结构与静脉相似，只是管壁更薄，三层膜分界更不明显。

思考题

1. 比较中动脉、中静脉的结构特点。
2. 心壁的组织结构特点是什么？
3. 列表比较电镜下毛细血管的类型及结构特点。
4. 简述大动脉的结构和功能。

（刘春燕）

第七章 皮 肤

◎学习目标

    掌握:表皮的结构及其角化过程。

    熟悉:非角质形成细胞的种类和功能;毛发、皮脂腺、汗腺的结构特点和功能。

    了解:真皮和皮下组织的结构特点。

皮肤(skin)被覆人体表面,面积可达 1.2 ~ 2.0 m²,约占体重的 16%,是人体面积最大的器官。皮肤借皮下组织与深部组织相连,作为人体内外环境之间的屏障器官,皮肤除具有重要的保护作用外,还有分泌、吸收、排泄、感觉、调节体温和参与物质代谢及免疫反应的功能。

一、皮肤的结构

皮肤由表皮和真皮两层组成。表皮为上皮组织,真皮为结缔组织(图 7-1)。皮肤内还有毛、皮脂腺、汗腺、指(趾)甲等皮肤附属器,是由胚胎时期表皮衍生的附属结构。

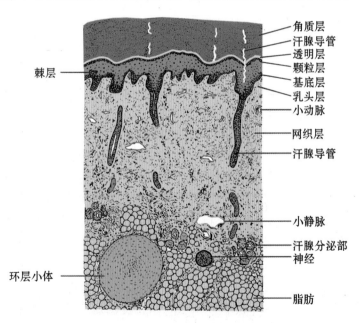

图 7-1　手掌皮肤模式图

（一）表皮

表皮(epidermis)位于皮肤的浅层,由角化的复层扁平上皮组成。构成表皮的细胞有两类:一类是角质形成细胞(keratinocyte);另一类是非角质形成细胞。角质形成细胞是构成表皮的主要细胞,分层排列;非角质形成细胞数量少,散在于角质形成细胞之间。

1. 角质形成细胞 手掌和足底的表皮较厚,根据细胞的形态和位置,由表皮的基底到表面可分出典型的五层结构:基底层、棘层、颗粒层、透明层和角质层(图7-2)。

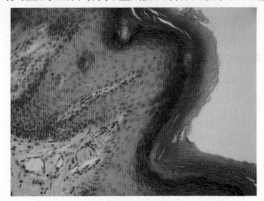

图7-2 手指掌侧皮肤表皮光镜像

(1)基底层 位于表皮最深层,附着于基底膜上,由一层矮柱状细胞或立方形细胞组成,称为基底细胞。基底细胞核呈圆形或椭圆形,居中;细胞质呈嗜碱性。电镜下,细胞质内富含游离核糖体、分散或成束的角蛋白丝,属于中间丝,因其有很强的张力,又称张力丝。相邻的基底细胞之间以桥粒相连,基底细胞的基底面以半桥粒与基膜相连。基底细胞是表皮的干细胞,有活跃的增殖能力,新生的细胞向表层推移,分化为其余各层细胞。在皮肤的创伤愈合中基底细胞具有重要的再生修复功能。

(2)棘层 位于基底层上方,由4~10层多边形细胞组成。细胞表面伸出许多细小突起呈棘状,故名棘层。棘层细胞核呈圆形,居中;细胞质丰富,呈弱嗜碱性。电镜下游离核糖体较多,角蛋白丝增多并形成角蛋白丝束。细胞质内还形成椭圆形有膜包裹的颗粒,称为膜被颗粒,内含磷脂和固醇等脂类物质。颗粒以胞吐方式将内容物排到细胞间隙,形成膜状物,封闭细胞间隙。相邻棘细胞突起以桥粒相连。棘细胞向浅层推移,细胞逐渐变为扁平状。

(3)颗粒层 位于棘层上方,由3~5层梭形细胞组成。细胞核和细胞器已趋退化,细胞内充满嗜碱性的透明角质颗粒,故称颗粒层。电镜下,透明角质颗粒无膜包裹,呈致密均质状,其成分为富含组氨酸的蛋白质。细胞质中的膜被颗粒增多,并移向细胞周边,将所含脂类释放到细胞间隙,形成膜状结构,构成阻止物质透过表皮的主要屏障。

(4)透明层 位于颗粒层上方,由几层更扁的梭形细胞组成,细胞界限不清。细胞核和细胞器已消失,在HE染色的切片上,细胞质透明并显浅粉色,故称透明层。在无毛的厚表皮中易见。

(5)角质层 位于表皮的最浅层,由多层扁平的角质细胞组成。细胞核和细胞器已完全消失,细胞质内充满均质状的嗜酸性角蛋白。角质层耐摩擦,并可阻挡外物的侵入和体内物质的丢失,具有重要的保护作用。角质层的表层细胞连接松散,逐渐脱落形成皮屑。

表皮由基底层到角质层的结构变化是角质形成细胞增殖、分化、推移和角化的结果,角质形成细胞定期脱落和增殖,使表皮各层得以保持正常的结构和厚度,表皮更新周期为3~4周。

2. 非角质形成细胞 包括黑素细胞、朗格汉斯细胞和梅克尔细胞三种,分散于角质形成细胞之间。

(1)黑素细胞(melanocyte) 散在于基底细胞之间(见图7-3),细胞体积较大,并有许多突起。核圆形,细胞质内含有黑素体,黑素体为有膜包裹的长圆形小体,内含酪氨酸酶,能把酪氨酸转化成黑色素。黑素体充满色素后,称为黑素颗粒。黑素颗粒经细胞突起末端排出,进入临近的基底细胞和棘细胞内。黑色素为棕黑色物质,是决定皮肤颜色的重要因素。黑色素能吸收紫外线,可保护表皮深层的幼稚细胞免受损伤。

(2)朗格汉斯细胞(Langerhans cell) 主要存在于棘细胞之间,为具有树枝状突起的细胞。朗格汉斯细胞属于抗原提呈细胞,参与免疫应答。

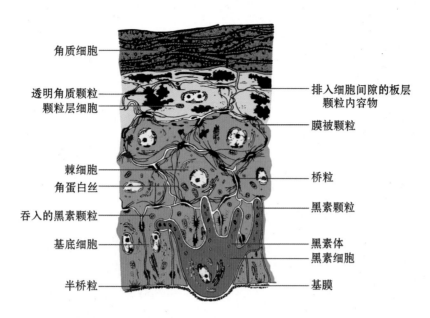

左侧标注（从上到下）：角质细胞、透明角质颗粒、颗粒层细胞、棘细胞、角蛋白丝、吞入的黑素颗粒、基底细胞、半桥粒

右侧标注（从上到下）：排入细胞间隙的板层颗粒内容物、膜被颗粒、桥粒、黑素颗粒、黑素体、黑素细胞、基膜

图7-3 角质形成细胞和黑素细胞超微结构模式图

（3）梅克尔细胞(Merkel cell) 散在于基底细胞之间,数量很少,有短的突起。该细胞的功能目前还不清楚。

（二）真皮

真皮(dermis)位于表皮下方,由结缔组织构成,分为乳头层和网织层,二者间无明显界限(见图7-1)。

1. **乳头层** 是紧邻表皮基膜的薄层结缔组织,向表皮突出形成许多乳头状隆起,称为真皮乳头。乳头层内含有丰富的毛细血管、游离神经末梢和触觉小体。

2. **网织层** 位于乳头层的深部,此层较厚,结缔组织中粗大的胶原纤维束交织成网,并含有许多弹性纤维,使皮肤具有较大的韧性和弹性。网织层内含有较多的血管、淋巴管、神经纤维,毛囊、皮脂腺、汗腺和环层小体也存在于网织层。

知识链接 ∙∙∙

皮 肤 的 再 生

皮肤的再生能力很强,可分为生理性再生和补偿性再生两种。在正常情况下,表皮角质层细胞不断脱落,由基底细胞增殖补充,这是生理性再生。皮肤受到损伤后修复愈合,则为补偿性再生,其再生过程和修复时间,因受伤的面积和深度而不同。小面积的损伤,数日即能愈合,且不留瘢痕。如皮肤损伤面积较大较深时,表皮修复比较困难,需采取植皮的方法帮助创伤修复,创伤修复后常留下瘢痕。

二、皮下组织

皮下组织即解剖学上所称的浅筋膜,位于真皮下方,由疏松结缔组织和脂肪组织构成(见图7-1)。皮肤借皮下组织与深部组织相连,使皮肤具有一定的活动性。皮下组织具有缓冲、保温、储存营养等作用。由于此层组织疏松,血管丰富,临床上常在此层做皮下注射。

三、皮肤的附属器

皮肤的附属器有毛发、皮脂腺、汗腺和指(趾)甲等,都是从表皮衍生而来(见图7-4)。

（一）毛发

全身皮肤，除手掌和足底外，均有毛发分布。

每根毛发可分为毛干和毛根两部分。露出皮肤以外的部分称毛干，埋于皮肤以内的部分称毛根，毛根外包毛囊，毛根和毛囊下端融合并膨大，形成毛球。毛球底部内陷，结缔组织突入其中，形成毛乳头。毛和毛囊斜长在皮肤内，与皮肤表面呈钝角的一侧，有一束平滑肌纤维连接于毛囊和真皮之间，称立毛肌。立毛肌受交感神经支配，收缩时使毛竖立（图7-5）。

毛干和毛根均由角化的上皮细胞组成，细胞内含有黑素颗粒，黑色素的多少与毛发的颜色有直接关系。

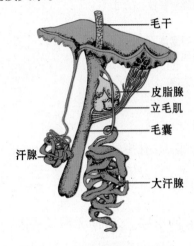

图7-4 皮肤附属器示意图

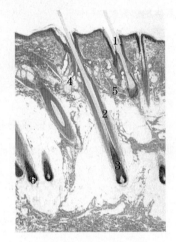

图7-5 毛的结构

1.毛根；2.毛囊；3.毛球；4.皮脂腺；5.立毛肌；6.毛乳头

毛囊是包在毛根外面的鞘状结构，由上皮根鞘和结缔组织根鞘组成，上皮根鞘与表皮相连续，结构似表皮；结缔组织根鞘位于上皮根鞘的外面，由真皮结缔组织构成。

毛球的上皮细胞具有很强的分裂增殖能力，被称为毛母质细胞，分裂增殖产生的新细胞形成毛根和上皮根鞘的细胞。毛球是毛发的生长点，毛乳头对毛的生长起诱导和维持作用。

（二）皮脂腺

皮脂腺位于毛囊与立毛肌之间，为泡状腺，导管较短，由复层扁平上皮组成，开口于毛囊上段或直接开口于皮肤表面（见图7-6）。皮脂腺腺泡由多层细胞组成，最外面是一层较小的幼稚细胞，具有活跃的分裂增殖能力，可不断产生新的腺细胞，新生腺细胞逐渐变大，并移向腺泡中心，细胞质中充满许多小脂滴。腺泡中心的细胞较大，呈多边形，细胞质内充满脂滴，细胞核固缩，细胞器消失。最后，腺细胞解体，连同脂滴一起排出，即为皮脂。皮脂有柔润皮肤和保护毛发的作用。皮脂腺的发育和分泌受性激素的调节，青春期皮脂腺分泌旺盛，如果导管阻塞，可形成痤疮。

（三）汗腺

汗腺为弯曲的单管状腺，开口于表皮。几乎遍布全身各处，以手掌、足底和腋窝等处最多。汗腺分泌部位于真皮深层及皮下组织内，由单层矮柱状或锥体形细胞组成。在腺细胞与基膜之间，有梭形的肌上皮细胞，其收缩有助于汗液的排出。汗腺导管由2～3层立方形细胞围成，从真皮深部上行穿过表皮，开口于皮肤表面的汗孔（见图7-7）。汗腺分泌汗液，具有调节体温、湿润皮肤、排泄部分代谢产物等作用。

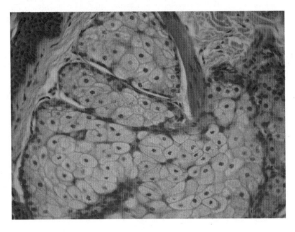

图 7-6 皮脂腺（光镜像）

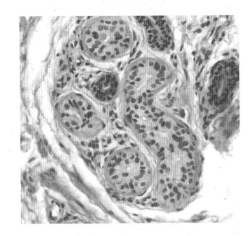

图 7-7 汗腺（光镜像）

此外,在腋窝、会阴和肛门周围等处还有一种大汗腺,其分泌部较粗,腺腔较大,导管较直,开口于毛囊,分泌物较黏稠,无特殊气味,但分泌物被细菌分解后产生异味,分泌过剩而致气味过浓时,形成腋臭。

（四）指（趾）甲

指（趾）甲位于手指和足趾的背面,由多层连接牢固的角质细胞组成。露出体表的部分称为甲体,甲体下方的皮肤称为甲床,埋在皮肤内的部分称为甲根,甲体周缘的皮肤为甲襞,甲襞与甲体之间的沟为甲沟。甲根附着处的甲床上皮细胞分裂旺盛,称为甲母质,是甲体的生长区。指（趾）甲受损或拔除后,若甲母质保留,甲则能再生。甲对指（趾）末节起保护作用。

思考题

1. 简述角质形成细胞从表皮的深层至浅层的结构变化。
2. 比较皮脂腺与汗腺的结构特点。
3. 简述非角质形成细胞的种类和功能。

（张国境）

第八章　眼　和　耳

◎学习目标

掌握:角膜、视网膜、螺旋器、位觉斑及壶腹嵴的组织结构与功能。

熟悉:眼球壁各层及鼓膜的组织结构与功能。

了解:眼附属器的组织结构及功能。

一、眼

眼是视觉器官,由眼球和眼的附属器官构成,眼球是眼的核心结构,形状近似圆球体,由眼球壁和眼内容物组成。眼能感受光和颜色的刺激,经视神经传到大脑的视觉中枢,产生视觉。围绕眼球的附属结构有眼睑、眼外肌、结膜和泪器等,起支持、保护和运动等辅助作用。

(一) 眼球壁

眼球壁分为三层,由外至内依次为纤维膜、血管膜和视网膜。

1. 纤维膜　主要由致密结缔组织构成。前1/6为角膜,后5/6为巩膜,二者之间的过渡区域为角膜缘。

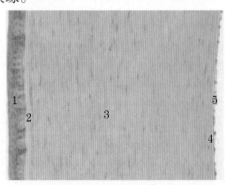

图8-1　角膜光镜结构像(HE染色)

1.角膜上皮;2.前界层;3.角膜基质;4.后界层;5.角膜内皮

(1) **角膜**(cornea)　为透明的圆盘状结构,中央薄,周边厚。角膜内无血管,但有丰富的神经末梢,感觉非常敏锐。角膜的营养由房水及角膜缘毛细血管渗透供给。角膜从前至后分为五层(图8-1):① **角膜上皮**(corneal epithelium),约占整个角膜厚度的10%,为未角化的复层扁平上皮,由5~6层排列整齐的细胞构成。基底层为一层矮柱状细胞,具有较强的增殖能力。② **前界层**(anterior limiting lamina),是由基质和胶原原纤维构成的薄层透明的均质膜,不含细胞。

③ **角膜基质**(corneal stroma),主要由多层与表面平行的胶原板层组成。胶原板层由大量胶原原纤维平行排列而成,相邻板层的胶原原纤维互相垂直。板层之间有少量成纤维细胞,能产生基质与纤维,参与角膜损伤的修复。角膜基质约占角膜全层厚度的9/10,临床上将这层切薄以矫正视力。角膜基质含有大量的水分,但无血管,营养来自房水和角巩膜缘的血管。角膜基质的这些特点,是角膜透明的重要因素。④ **后界层**(posterior limiting lamina),结构与前界层类似,但更薄,由角膜内皮分泌形成。⑤ **角膜内皮**(corneal endothelium),为单层扁平上皮,参与后界层的形成与更新。

（2）**巩膜**（sclera） 呈瓷白色,质地坚硬,不透明。主要由大量粗大的胶原纤维交织而成,是眼球壁的重要保护层。

（3）**角膜缘**（corneal limbus） 为角膜与巩膜的带状移行区域,宽 1~2 mm。角膜缘上皮基底层的细胞具有干细胞特征,称为**角膜缘干细胞**,它们不断增殖,向角膜中央方向迁移,补充角膜基底层细胞。临床上现已开展角膜缘移植术,治疗某些严重的眼表疾病。

角膜缘内侧有环形的**巩膜静脉窦**（sinus venous sclerae）。巩膜静脉窦内侧是**小梁网**（trabecular meshwork）,小梁网呈网格状,由小梁和小梁间隙构成。小梁间隙与巩膜静脉窦相通,是房水循环的重要结构(图 8-2)。

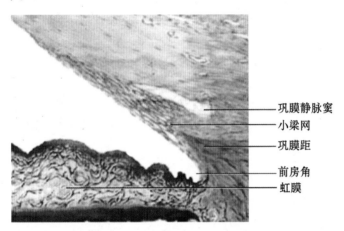

图 8-2 巩膜静脉窦与小梁网

知识链接 ••

角膜缘干细胞的移植已成功用于临床治疗眼表疾病,但由于角膜缘干细胞自体、异体移植术受到取材和移植排斥等多方面的限制,培养角膜缘干细胞作为移植的来源成为研究的热点。自体角膜缘干细胞体外培养移植术既解决了自体干细胞来源有限的问题,又避免了异体间的排斥反应,故该技术目前被认为是较理想的角膜缘干细胞移植术。但自体角膜缘组织移植不适合双眼角膜缘病变的患者,近年来很多学者采用培养的同种异体角膜缘干细胞治疗角膜缘功能障碍者,获得良好效果。

2. **血管膜**（vascular tunica） 由富含血管和色素细胞的疏松结缔组织构成。从前向后依次为虹膜、睫状体和脉络膜。

（1）**虹膜**（iris） 是位于角膜后方的环状薄膜,中央为瞳孔,周边与睫状体相连。虹膜由前向后分三层,即前缘层、虹膜基质和虹膜上皮。前缘层为一层不连续的成纤维细胞和色素细胞;虹膜基质较厚,为富含血管和色素细胞的疏松结缔组织;虹膜上皮属于视网膜盲部,由两层色素细胞组成。前层色素细胞特化为肌上皮细胞,形成瞳孔括约肌和瞳孔开大肌。后层细胞呈立方形,细胞质内充满色素颗粒。

（2）**睫状体**（ciliary body） 位于虹膜与脉络膜之间,由睫状肌、基质与上皮构成。睫状肌为平滑肌,是睫状体的主要组成成分。基质为富含血管和色素细胞的结缔组织。睫状体上皮为视网膜盲部,由两层细胞组成,外层为立方形的色素上皮细胞,内层为立方形或矮柱状的非色素上皮细胞,内层细胞可分泌房水,并能产生构成睫状小带的成分。睫状体的前内侧伸出多个呈放射状排列的睫状突,睫状小带一端连于睫状突,另一端插入晶状体囊。当睫状肌收缩或舒张时,睫状小带松弛或拉紧,使晶状体的位置和曲度发生改变,对屈光起调节作用。若长时间看近物,睫状肌持续收缩而易疲劳,远距离视力减退,形成近视眼。

(3)**脉络膜**(choroid) 为血管膜的后2/3部分,衬于巩膜内面,为富含血管和色素细胞的疏松结缔组织。

3. **视网膜**(retina) 位于眼球壁最内层。通常所说的视网膜是指视网膜视部,主要由四层细胞构成,由外向内依次是色素上皮层、视细胞层、双极细胞层和节细胞层,后三层为神经组织(图8-3)。

(1)**色素上皮层** 为单层立方上皮,位于视网膜的最外层。上皮基底面紧贴脉络膜,细胞顶部有大量突起伸入视细胞的外节之间,但两者并不连接(图8-4)。因此,视网膜剥离常发生在这两层之间。色素上皮细胞的主要特点是细胞质内含许多粗大的黑素颗粒和吞噬体。黑素颗粒能吸收紫外线,防止强光对视细胞的损害。吞噬体可吞噬视细胞脱落的膜盘。色素上皮细胞能储存维生素A,参与视紫红质的合成。

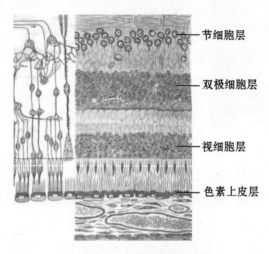

图8-3 视网膜结构模式图

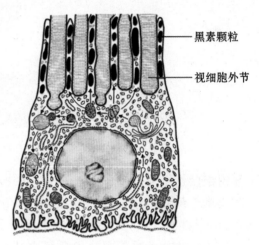

图8-4 色素细胞超微结构模式图

(2)**视细胞层** 视细胞(visual cell)是感受光线的感觉神经元,又称感光细胞。细胞分为胞体、外突(即树突)和内突(即轴突)三部分。胞体是细胞核所在部位,略微膨大。外突中段有一缩窄而将其分为内节和外节,内节是合成蛋白质的部位。外节为感光部位,含大量平行层叠的扁平状膜盘,由外节基部一侧的细胞膜向细胞质内陷形成,膜中有能感光的镶嵌蛋白质。内突末端主要与双极细胞形成突触联系。根据外突形状和感光性质不同,视细胞分为视杆细胞和视锥细胞两种。

1)**视杆细胞**(rod cell):细胞细长,核小、染色深,外突呈杆状,故称视杆细胞,内突末端膨大呈球状。其外节的膜盘与细胞表面胞膜分离而独立,由外节基部向顶端推移,顶端的膜盘不断老化脱落,被色素上皮细胞吞噬。膜盘上的感光蛋白称为**视紫红质**,感受弱光刺激。维生素A是视紫红质的合成原料,当维生素A不足时,视紫红质缺乏,感受弱光或暗光的能力降低,形成夜盲症。

2)**视锥细胞**(cone cell):外形较视杆细胞粗壮,核较大,染色较浅,外突呈圆锥形,故称视锥细胞,内突末端膨大呈足状。视锥外节的膜盘大多与细胞膜不分离,顶端膜盘也不脱落。其感光物质称**视色素**,感受强光和颜色。人类有三种视锥细胞,分别含有感受红、绿和蓝色的视色素。缺乏某种或多种类型的视锥细胞会导致相应颜色的色盲。

（3）**双极细胞层** 双极细胞（bipolar cell）是连接视细胞和节细胞的纵向联络神经元。其树突与视细胞的内突形成突触,轴突与节细胞的树突形成突触。此层还含有水平细胞、无长突细胞等横向的联络神经元。它们与其他细胞之间,以及相互之间存在广泛的突触联系,构成局部环路,参与视觉信号的传导和调控。

（4）**节细胞层** 节细胞（ganglion cell）是具有长轴突的多极神经元。其树突与双极细胞轴突形成突触,轴突向眼球后汇聚成视神经离开眼球。

视网膜中也有各种神经胶质细胞,其中含一种特有的放射状胶质细胞,又称米勒细胞,细胞狭长,几乎贯穿除色素上皮外的视网膜全层。米勒细胞具有营养、支持、绝缘和保护作用。视网膜内还有一些星形胶质细胞、少突胶质细胞等。

黄斑和视盘：黄斑（macula lutea）是视网膜后极的一浅黄色区域,其中央有一浅凹,称为**中央凹**（central fovea）。中央凹是视网膜最薄的部分,仅有色素上皮细胞和视锥细胞。此处的双极细胞和节细胞均斜向外周排列,故光线可直接落在视锥细胞上,且由于该处视锥细胞与双极细胞和节细胞之间形成一对一的联系。因此,中央凹是视觉最敏锐的部位（图8-5）。**视盘**（optic disc）又称**视神经乳头**,位于黄斑鼻侧,呈圆盘状。此处无感光细胞,故又称生理性盲点。

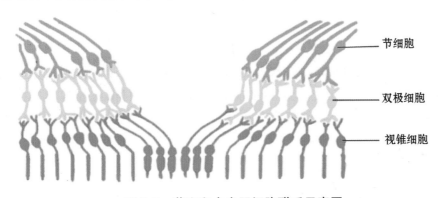

节细胞

双极细胞

视锥细胞

图8-5 黄斑和中央凹细胞联系示意图

（二）眼球内容物

眼球内容物包括房水、晶状体和玻璃体,均无色透明,与角膜共同组成眼的屈光系统。

1. **晶状体**（lens） 为具有弹性的双凸透明体,外包薄层晶状体囊。晶状体内无血管和神经,营养靠房水供给。通过睫状肌的收缩可改变晶状体的曲度,以调节视力。老年人晶状体弹性减弱、透明度降低、出现混浊,形成老年性白内障,影响视力。

2. **玻璃体**（vitreous body） 填充于晶状体、睫状体与视网膜之间,为无色透明的胶状体,是眼的屈光介质之一。

3. **房水**（aqueous humor） 为充满于眼房的透明液体,由睫状体的血液渗出和非色素上皮细胞分泌而成。房水先进入后房,经瞳孔入前房,沿前房角经小梁网入巩膜静脉窦,最终由静脉导出。房水的作用,一是营养角膜、晶状体和玻璃体;二是维持眼内压。房水的生成和排出保持动态平衡,若房水排出受阻,眼压增高,导致视力受损,临床上称为青光眼。

（三）眼的附属器

眼的附属器包括眼睑、泪器和眼外肌等,对眼球起保护作用。眼睑由前至后分为皮肤、皮下组织、肌层、睑板和睑结膜五层。皮肤薄而柔软,睑缘有2～3列睫毛,睫毛根部有小的皮脂腺,简称睑缘腺,发炎时形成睑腺炎。皮下组织为疏松结缔组织,易水肿或淤血。肌层主要是骨骼肌。睑板由致密结缔组织构成,是眼睑的支架。睑板内有许多平行排列的分支管泡状皮脂腺,称睑板腺,导管开口于睑缘,分泌物有润滑睑缘和保护角膜作用。睑结膜为薄层黏膜,上皮为复层柱状,含杯状细胞,在结膜穹隆处移行为球结膜。

二、耳

耳是听觉和位觉器官,由外耳、中耳和内耳组成,外耳、中耳收集和传导声波,内耳为听觉感受器和位觉感受器的所在部位,具有感受听觉和位置觉的功能。

(一) 外耳

外耳由耳郭、外耳道和鼓膜构成。鼓膜为半透明膜,分三层:外层为复层扁平上皮,与外耳道表皮延续;中层为薄层的固有层;内层为黏膜层,表面覆以单层柱状上皮。鼓膜的功能是将声波的振动传递到中耳。

(二) 中耳

中耳包括鼓室和咽鼓管。鼓室为一个不规则的小气腔,内表面有薄层黏膜。鼓室的黏膜由上皮和较薄的固有层构成。

(三) 内耳

内耳由**骨迷路**(osseous labyrinth)和**膜迷路**(membranous labyrinth)组成。骨迷路为弯曲的骨性管道,内壁衬以骨膜,由前至后依次为耳蜗、前庭和半规管,它们相互通连。膜迷路套在骨迷路内,也相应地分为三部分,即膜蜗管、膜前庭和膜半规管,三者也相互通连。膜迷路的腔面有黏膜,由单层扁平上皮和薄层疏松结缔组织构成,某些部位的黏膜增厚,上皮细胞特化形成听觉感受器或位觉感受器。

膜迷路与骨迷路之间的腔隙称为外淋巴间隙,内充满外淋巴,膜迷路内的液体为内淋巴,内淋巴、外淋巴互不相通。外淋巴主要由骨迷路腔面骨膜的毛细血管渗出产生。内淋巴由膜蜗管的血管纹产生。淋巴有营养内耳和传递声波等作用。

1. **耳蜗、膜蜗管及螺旋器**　耳蜗外形如蜗牛壳,其中轴呈圆锥形的骨质称蜗轴,骨蜗管和套于其内的膜蜗管围绕蜗轴盘旋两周半。蜗轴由松质骨构成,内有耳蜗神经节。骨蜗管被膜蜗管分隔为上下两部分,上方为前庭阶,下方为鼓室阶,二者在蜗轴顶端经蜗孔相通。**膜蜗管**的横切面呈三角形,上壁为菲薄的前庭膜。外侧壁黏膜较厚,上皮内含有毛细血管,称为**血管纹**,与内淋巴的产生有关。上皮下方为骨蜗管增厚的骨膜,称为**螺旋韧带**,下壁由骨螺旋板和基底膜共同构成。**骨螺旋板**是蜗轴向骨蜗管伸出的螺旋形骨板,基底膜为结缔组织薄膜,连接骨螺旋板和螺旋韧带。在基底膜表面,上皮增厚形成螺旋器。骨螺旋板起始处的骨膜增厚,突入膜蜗管形成螺旋缘,螺旋缘向膜蜗管中伸出一薄板状的胶质膜,覆盖于螺旋器上方,称为**盖膜**(见图8-6)。

螺旋器(spiral organ)又称 Corti 器,是听觉感受器,由支持细胞和毛细胞组成(见图8-7)。支持细胞种类较多,主要有**柱细胞**和**指细胞**。柱细胞排列成内、外两行,分别称内柱细胞和外柱细胞。内柱细胞、外柱细胞在基底部和顶部彼此连接,细胞中部分离,围成一条三角形的内隧道。内柱细胞内侧有1列内指细胞,外柱细胞外侧有3~4列外指细胞。指细胞呈杯状,顶部凹陷内托着1个毛细胞,因此毛细胞也分为1列内毛细胞和3~4列外毛细胞。

毛细胞(hair cell)是感觉性的上皮细胞,内毛细胞呈烧瓶状,外毛细胞呈高柱状。毛细胞顶

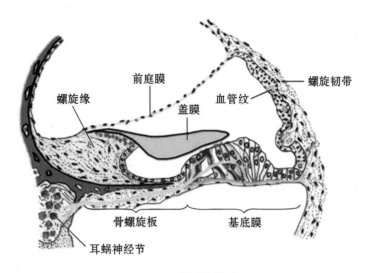

图 8-6 膜蜗管模式图

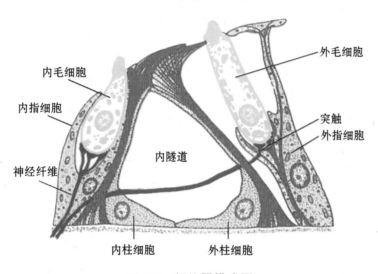

图 8-7 螺旋器模式图

部有数十至上百根粗而长的微绒毛,称为**静纤毛**。后者因与盖膜的位置变化而弯曲,毛细胞底部与来自耳蜗神经节细胞的树突末端形成突触。

2. **前庭、膜前庭及位觉斑** 前庭为一椭圆形囊腔,连接半规管和耳蜗。膜前庭由椭圆囊和球囊组成。椭圆囊外侧壁和球囊前壁的黏膜局部增厚构成位觉感受器,分别称为**椭圆囊斑**(macula utriculi)和**球囊斑**(macula sacculi),二者合称为**位觉斑**(maculae acustica)。

位觉斑由支持细胞和毛细胞组成(见图 8-8)。支持细胞胞质顶部有分泌颗粒,分泌物在位觉斑表面形成一层胶质膜,称为位砂膜,内有细小的碳酸钙结晶,即位砂。毛细胞位于支持细胞之间,细胞顶部有许多静纤毛,静纤毛一侧有一根动纤毛。静纤毛和动纤毛皆插入位砂膜。毛细胞基底部与前庭神经末梢形成突触联系。

位觉斑感受身体的直线变速运动和静止状态。由于位砂的比重远大于内淋巴,在重力或直线变速运动作用下,位砂膜可发生移位,从而使纤毛弯曲,毛细胞兴奋。由于球囊斑和椭圆囊斑互成直角,所以不管身体处在何种位置,都会有毛细胞受到刺激。

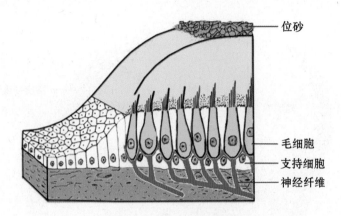

图 8-8　位觉斑模式图

3. **半规管、膜半规管及壶腹嵴**　半规管为三个互相垂直的半环形管道,每个半规管与前庭相连处各形成一个膨大的壶腹。膜半规管壶腹部的一侧黏膜增厚称为**壶腹嵴**(crista ampullaris)。

壶腹嵴的基本结构和位觉斑相似,上皮由支持细胞和毛细胞组成。支持细胞分泌的糖蛋白形成壶腹帽,毛细胞的动纤毛、静纤毛伸入壶腹帽内(图 8-9)。毛细胞的基部与前庭神经的传入纤维末梢形成突触联系。壶腹嵴也是位觉感受器,感受身体或头部的旋转变速运动。由于三个半规管互相垂直排列,所以不管身体或头部怎样旋转,都会有半规管内淋巴流动使壶腹帽偏斜,从而刺激毛细胞产生兴奋,经前庭神经传入中枢。

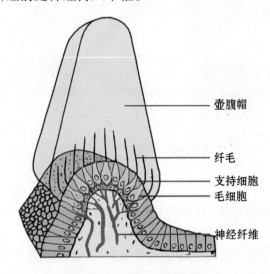

图 8-9　壶腹嵴模式图

思考题

1. 简述角膜的结构特点。
2. 简述视网膜的结构和功能。
3. 简述螺旋器、位觉斑及壶腹嵴的结构与功能。

（陈剑英）

第九章 免疫系统

◉学习目标

掌握:淋巴组织的组成;淋巴器官的分类;淋巴结与脾的结构和功能。

熟悉:胸腺的结构和功能。

了解:扁桃体的结构和功能。

免疫系统(immune system)主要由淋巴器官、淋巴组织和免疫细胞组成。其主要有三方面功能:①免疫防御,识别和清除侵入机体的病原微生物、异体细胞或大分子等抗原性物质。②免疫监视,识别和清除体内表面抗原发生变异的细胞,包括肿瘤细胞和病毒感染细胞。③免疫稳定,识别和清除体内衰老死亡的细胞,维持内环境的稳定。

免疫细胞(immune cell)包括淋巴细胞、巨噬细胞、浆细胞、肥大细胞和粒细胞等。免疫系统的核心成分是淋巴细胞,经血液和淋巴周游全身,使分散在全身各处的淋巴器官和淋巴组织构成一个动态的功能整体。淋巴细胞可分为三类:①胸腺依赖淋巴细胞,简称 T 细胞,产生于胸腺,参与细胞免疫并具有免疫调节作用。②骨髓依赖淋巴细胞,简称 B 细胞,产生于骨髓,受抗原刺激后增殖分化为浆细胞,产生抗体,参与体液免疫。③自然杀伤细胞,简称 NK 细胞,也产生于骨髓,能非特异性杀伤某些肿瘤细胞和病毒感染细胞。

一、淋巴组织

淋巴组织(lymphoid tissue)是以网状组织为支架,网孔中分布着大量淋巴细胞和一些巨噬细胞、浆细胞等。淋巴组织主要有两种形态。

1. **弥散淋巴组织**(diffuse lymphoid tissue) 无固定形态,与周围组织无明显的分界,组织中的淋巴细胞弥散分布,主要是 T 细胞。弥散淋巴组织中除一般的毛细血管和毛细淋巴管外,还常见高内皮的毛细血管后微静脉,它是淋巴细胞从血液进入淋巴组织的重要通道。

2. **淋巴小结**(lymphoid nodule) 又称淋巴滤泡,由淋巴组织密集排列而成,呈球团状,与周围组织界限清楚。淋巴小结中的淋巴细胞主要是 B 细胞。根据存在形式淋巴小结可分为初级淋巴小结和次级淋巴小结两种类型。初级淋巴小结较小,无生发中心,受到抗原刺激后,淋巴小结体积增大,出现生发中心,形成次级淋巴小结。

二、淋巴器官

淋巴器官(lymphoid organ)根据其发生、结构和功能的不同,分为中枢淋巴器官和周围淋巴器官。①**中枢淋巴器官**(central lymphoid organ)包括胸腺、骨髓。该类器官发生较早,新生儿出生前已基本发育完善,它们是淋巴细胞早期分化的场所,并能持续不断向周围淋巴器官输送淋巴细胞,促进周围淋巴器官的发育;此处淋巴细胞的早期分化不受外界抗原的刺激;该类器官不直接参与机体的免疫功能。②**周围淋巴器官**(peripheral lymphoid organ)包括淋巴结、脾及扁桃体等。该类器官发育较晚,至出生后数月才逐步发育完善;其淋巴细胞最初来自中枢淋巴器官;该类器官的淋巴细胞增殖需外界抗原的刺激;并能直接参与机体的免疫功能。

（一）胸腺

1. **胸腺的结构**　胸腺(thymus)位于纵隔,分为左右两叶,表面被覆薄层结缔组织被膜,被膜以片状分支伸入实质形成小叶间隔,将实质分隔成许多不完全分离的**胸腺小叶**(thymus lobule)。每个小叶又可分为周边染色深的**皮质**和中央染色浅的**髓质**两部分。因小叶分隔不全,相邻小叶的髓质彼此相连成片(图9-1)。胸腺实质主要由胸腺细胞和胸腺上皮细胞等组成。

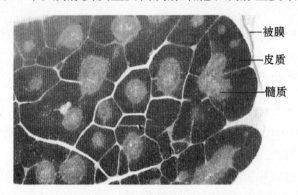

图9-1　人胸腺低倍光镜像

（1）皮质　主要由胸腺上皮细胞和密集的胸腺细胞构成(图9-2)。胸腺上皮细胞(thymic epithelial cell)又称上皮性网状细胞,分布于被膜下及胸腺细胞之间,多呈星形,有突起,相邻上皮细胞的突起间以桥粒连接成网,网孔内分布着密集的胸腺细胞。胸腺上皮细胞可分泌多种胸腺激素,为胸腺细胞的发育提供适宜的微环境。胸腺细胞(thymocyte)是胸腺内处于不同分化发育阶段的 T 细胞。皮质浅层的淋巴细胞大而幼稚,常见分裂相;而皮质深层的淋巴细胞小而成熟。

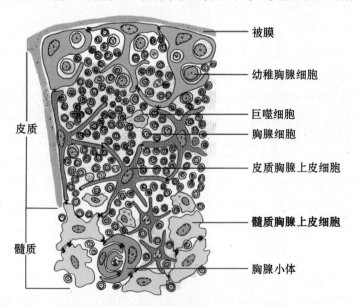

图9-2　胸腺内各种细胞分布模式图

（2）髓质　主要由大量胸腺上皮细胞和少量成熟的胸腺细胞构成（图9-2）。部分胸腺上皮细胞构成**胸腺小体**（thymic corpuscle）。胸腺小体是胸腺髓质的特征性结构,大小不等,呈圆形或椭圆形,由数层或十多层呈同心圆环绕排列的上皮细胞组成,小体周围的上皮细胞较幼稚,细胞可分裂;小体中心的上皮细胞已完全角质化,呈强嗜酸性。胸腺小体的功能尚不明确。

（3）血-胸腺屏障（blood-thymus barrier）　为血液与胸腺皮质间的屏障结构（图9-3）,由以下五层组成:①连续毛细血管内皮;②完整的内皮基膜;③血管周隙,间隙中可有巨噬细胞、周细胞、组织液等;④完整的胸腺上皮细胞基膜;⑤连续的胸腺上皮细胞层。这种屏障结构可以阻止血液内的大分子物质进入胸腺皮质,对维持胸腺内环境的稳定、保证胸腺细胞的正常发育起重要作用。

2. 胸腺的功能　①分泌多种胸腺激素,如胸腺生成素、胸腺素等,这些胸腺激素可促进胸腺细胞的分化成熟;②产生、培育 T 细胞,并向周围淋巴器官输送 T 细胞。

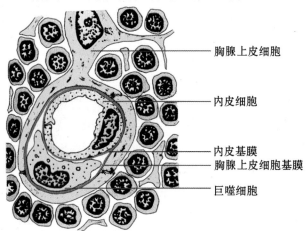

图9-3　血-胸腺屏障超微结构模式图

（二）淋巴结

1. **淋巴结的结构**　淋巴结（lymph node）呈豆形,大小不等,直径为 1～25 mm,位于淋巴循环通路上。淋巴结表面被覆由致密结缔组织构成的被膜,数条输入淋巴管穿过被膜与被膜下淋巴窦相连通。淋巴结的一侧凹陷,为门部,该处结缔组织较多,输出淋巴管、血管、神经由此出入。被膜及门部的结缔组织伸入实质形成相互连接的小梁（trabecula）,构成淋巴结的粗支架,在小梁之间填充着不同类型的淋巴组织。淋巴结的实质分为皮质和髓质两部分（图9-4,图9-5）。

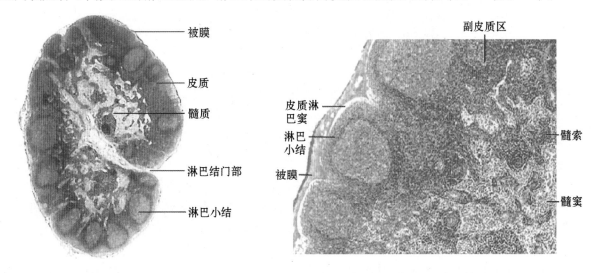

图9-4　人淋巴结（低倍光镜像）　　　　图9-5　淋巴结结构（高倍光镜像）

（1）皮质　位于被膜下方,由浅层皮质、副皮质区及皮质淋巴窦等构成。

1）浅层皮质（peripheral cortex）：位于皮质浅层，主要含淋巴小结和薄层弥散淋巴组织，为 B 细胞分布区。受抗原刺激后，此层增厚，淋巴小结增多、增大，多为次级淋巴小结。次级淋巴小结中心浅染，多见细胞分裂像，称为**生发中心**（germinal centre）。生发中心分为**暗区**（dark zone）和**明区**（light zone）。暗区位于生发中心的内侧份，聚集着大量的大淋巴细胞，细胞质多，呈强嗜碱性，染色深。明区位于生发中心的外侧份，聚集着中等淋巴细胞和较多的网状细胞等，故染色较浅。生发中心的周边为一层密集排列的小淋巴细胞，着色较深，近被膜侧的小淋巴细胞常聚集成帽状结构，称为**小结帽**（cap）。

2）副皮质区（paracortical zone）：位于皮质深层，为较大片的弥散淋巴组织，主要由 T 细胞组成，故称胸腺依赖区。此区有许多高内皮的毛细血管后微静脉，内皮细胞呈立方形，细胞质中常见正在穿越的淋巴细胞。此处是血液内淋巴细胞进入淋巴组织的重要通道。

3）皮质淋巴窦（cortical lymphoid sinus）：位于被膜下方和小梁周围，分别称为**被膜下窦**和**小梁周窦**。被膜下窦与输入淋巴管相通。淋巴窦壁由一层扁平连续的内皮衬里，内皮外有薄层基板、少量网状纤维及一层扁平的网状细胞。淋巴窦内有呈星状的内皮细胞支撑窦腔，窦腔内或窦壁上有游离或附着的巨噬细胞及少量淋巴细胞（图9-6）。

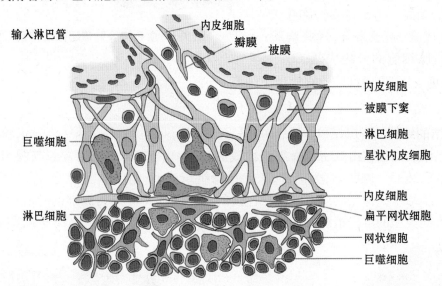

图9-6 淋巴结被膜下窦模式图

（2）髓质 位于淋巴结的中央，由髓索和髓窦构成。**髓索**（medullary cord）由条索状淋巴组织组成，相互连接呈网状。髓索主要含 B 细胞、浆细胞及巨噬细胞等。**髓窦**（medullary sinus）位于髓索之间或髓索与小梁之间，其结构与皮质淋巴窦相似，但常含较多的星状内皮细胞及巨噬细胞，故具有较强的滤过作用。

（3）淋巴结内的淋巴通路 淋巴由**输入淋巴管**进入**被膜下窦**和**小梁周窦**，部分渗入皮质淋巴组织，然后渗入**髓窦**，部分经小梁周窦直接流入髓窦，继而汇入**输出淋巴管**。淋巴在窦腔内流动很慢，有利于巨噬细胞清除细菌、异物或处理抗原。同时，产生的淋巴细胞也可通过淋巴液进入血液循环。

2. 淋巴细胞再循环 周围淋巴器官和淋巴组织内的淋巴细胞经淋巴管、静脉进入血液，循环于全身，它们在流经弥散淋巴组织的高内皮毛细血管后微静脉时，可再回到周围淋巴器官和淋巴组织内，如此周而复始反复循环，称为淋巴细胞再循环。因而，淋巴细胞可以从一个淋巴器官或一处淋巴组织到另一个淋巴器官或另一处淋巴组织。淋巴细胞再循环有利于识别抗原,促进免疫细胞的协作,使分散于全身的免疫细胞成为相互关联的整体,对提高整个机体的免疫能力具有重要意义。

3. 淋巴结的功能 ①滤过淋巴,进入淋巴结的淋巴中若含有细菌、病毒等抗原,在缓慢流经淋巴结的淋巴窦时,可被巨噬细胞及时清除;②免疫应答,淋巴结是重要的周围淋巴器官。在淋巴结内,T 细胞约占 70%,B 细胞约占 28%,它们在抗原的刺激下淋巴细胞母细胞化,分别参与机体的细胞免疫和体液免疫。

(三)脾

脾是人体内最大的周围淋巴器官,位于血循环的通路上。

1. 脾的结构 脾的表面被覆由致密结缔组织组成的被膜,被膜较厚,内含丰富的弹性纤维及散在的平滑肌,外覆有间皮。脾的一侧凹陷称为脾门,该处结缔组织较多,并有血管、神经和淋巴管进出。被膜及脾门的结缔组织伸入实质形成小梁,小梁较发达,内含小梁静脉和小梁动脉、神经和淋巴管等。小梁相互连接成网,构成脾的粗网架。脾的实质可分为白髓、红髓及边缘区(图 9-7)。

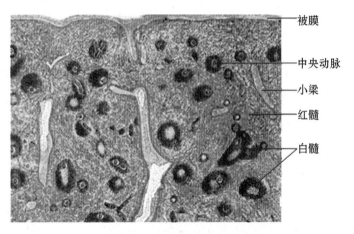

图 9-7 人脾光镜结构模式图

（1）白髓(white pulp) 在新鲜的脾切面上呈散在的灰白色点状区域。白髓由密集的淋巴组织构成。小梁动脉的分支离开小梁进入实质,称为**中央动脉**,白髓沿中央动脉周围分布。白髓分为动脉周围淋巴鞘和淋巴小结两部分。①**动脉周围淋巴鞘**(periarterial lymphatic sheath)是环绕在中央动脉周围的弥散淋巴组织,为 T 细胞分布区,属于胸腺依赖区,相当于淋巴结的副皮质区;②**淋巴小结**又称脾小结,位于动脉周围淋巴鞘一侧,大部分嵌入淋巴鞘内。其结构与淋巴结的淋巴小结相同,为 B 细胞分布区。产生免疫应答时脾小结增大,有生发中心,小结帽朝向红髓。

（2）红髓(red pulp) 位于白髓之间、被膜下和小梁周围的广大区域,在新鲜的脾切面上呈暗红色。红髓由脾索和脾血窦组成(见图 9-8)。

脾索(splenic cord)由富含血细胞的淋巴组织组成,呈不规则的条索状,并互连成网,与脾血窦相间排列;脾索内主要含 B 细胞、浆细胞、巨噬细胞和各种血细胞,这些细胞可穿过内皮细胞之间的裂隙进入脾血窦。中央动脉的主干穿出白髓后进入脾索,在脾索内分支形成**笔毛微动脉**,笔毛微动脉的末端多数开口于脾索,故脾索内可见大量的血细胞。

脾血窦(splenic sinusoid)为腔大、不规则的血窦,互连成网,腔内充满血液。血窦壁主要由一

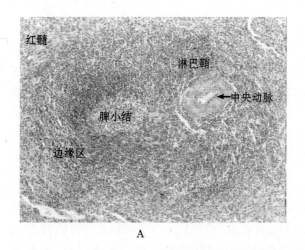
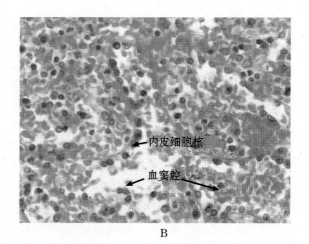

图9-8 人脾白髓和红髓(高倍光镜像)

A. 白髓;B. 红髓

层纵向排列的长杆状内皮细胞围成(图9-9),内皮细胞间有较宽裂隙,内皮外有不完整的基膜和少量环绕的网状纤维,故血窦壁呈多孔栅栏状,此结构有利于脾索内血细胞变形后穿越血窦壁,进入脾血窦。另外血窦的外侧有较多巨噬细胞附着,其突起可通过内皮间隙伸向窦腔。

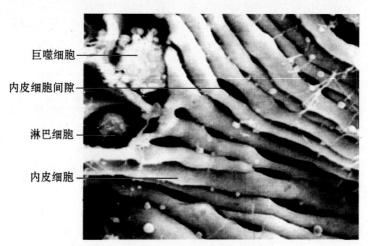

图9-9 脾血窦内皮(扫描电镜像)

(3)边缘区(marginal zone) 位于白髓与红髓的交界处,宽80~100 μm 的区域。该区域结构疏松,含 T 细胞、B 细胞和大量的巨噬细胞。该区具有较强的吞噬滤过作用,也是脾捕获、识别抗原和诱发免疫应答的重要部位。

2. 脾的血液循环 脾动脉自脾门入脾,分支进入小梁成小梁动脉。小梁动脉再分支离开小梁,进入白髓成为中央动脉。中央动脉沿途发出许多细小分支的毛细血管供应白髓,其末端在边缘区膨大为边缘窦。中央动脉的主干穿出白髓后进入红髓脾索,形成许多直小分支,状如笔毛,称为笔毛微动脉。笔毛微动脉的末端少数直通脾血窦,大部分开口于脾索,血液由脾索经血窦壁进入脾血窦。脾血窦汇集为髓静脉,再汇集为小梁静脉,最后汇集为脾静脉,经脾门出脾(见图9-10)。

3. 脾的功能 ①滤过血液:脾内含有大量的巨噬细胞。当血液流经脾的边缘区和脾索时,巨噬细胞可吞噬和清除血液中的病菌、异物、抗原、衰老的血细胞和血小板等。②造血:脾在胚胎早

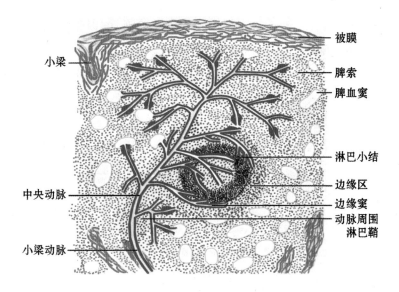

图 9-10　脾血流通路模式图

期具有造血功能,成年后,脾中仍有少量造血干细胞。当机体大出血或严重缺血时,脾可恢复造血功能。③储存血液:人脾可储存约 40 ml 血液,当机体需要时,被膜和小梁内平滑肌收缩,可迅速将所储存血液排入血循环。④免疫应答:脾内含大量的淋巴细胞,其中 B 细胞约占 60%,T 细胞约占 40%,它们可对入侵血液的抗原产生相应的免疫应答。

（四）扁桃体

扁桃体(tonsil)包括腭扁桃体、咽扁桃体和舌扁桃体,它们与咽黏膜内分散的淋巴组织共同组成咽淋巴环,构成机体的重要防线。

腭扁桃体最大,呈扁卵圆形,黏膜表面被覆复层扁平上皮,上皮向固有层结缔组织内深陷形成 10～30 个**隐窝**(图 9-11)。隐窝上皮细胞之间有许多间隙和通道,大量淋巴细胞、浆细胞、巨噬细胞等填充于这些通道内,形成**淋巴上皮组织**。隐窝周围的固有层分布着许多生发中心明显的淋巴小结和弥散淋巴组织。腭扁桃体的深部为结缔组织被膜。

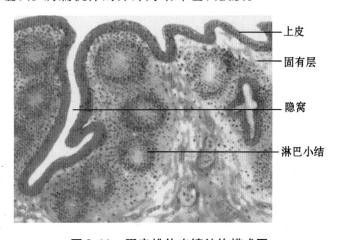

图 9-11　腭扁桃体光镜结构模式图

咽扁桃体和舌扁桃体体积较小,结构与腭扁桃体相似。咽扁桃体无隐窝,舌扁桃体也仅有一个浅隐窝,故较少引起炎症。成人的咽扁桃体和舌扁桃体多萎缩退化。

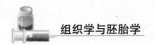

扁桃体的主要功能是对抗原的刺激引起相应的免疫应答,起保护作用。

三、单核 – 吞噬细胞系统

1972 年,世界卫生组织正式提出将单核细胞及由单核细胞分化而来有吞噬功能的细胞,统称为单核 – 吞噬细胞系统(mononuclear phagocyte system,MPS)。单核 – 吞噬细胞系统包括单核细胞、结缔组织和淋巴组织中的巨噬细胞、神经组织的小胶质细胞、肝巨噬细胞、肺巨噬细胞、骨组织中的破骨细胞等。这些细胞都具有较强的吞噬能力和加工、处理、提呈抗原的功能。

思考题

1. 简述淋巴组织的组成与分类。
2. 简述淋巴器官的分类、各功能特点及包括哪些器官。
3. 简述淋巴结的结构和功能。
4. 简述脾的结构和功能。

(岳黎敏)

第十章　消　化　系　统

◉学习目标

　　掌握:消化管壁的一般结构;胃、小肠、胰腺和肝的结构及功能。
　　熟悉:食管和大肠的结构及功能;胃肠内分泌细胞的种类和功能。
　　了解:口腔、咽和大唾液腺的结构及功能。

消化系统包括消化管和消化腺(分为独立成器官的大消化腺及位于消化管壁内的小消化腺),主要功能是消化食物和吸收营养。

第一节　消　化　管

消化管包括口腔、咽、食管、胃、小肠和大肠。

一、消化管壁的一般结构

除口腔和咽外,消化管壁从内向外分为黏膜(mucosa)、黏膜下层(submucosa)、肌层(muscularis)和外膜(adventitia)四层(图10-1)。

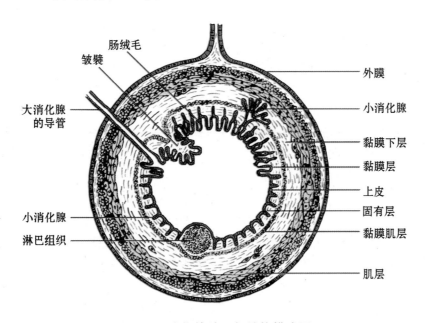

图10-1　消化管壁一般结构模式图

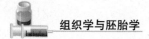

（一）黏膜

黏膜是消化管各段结构差异最大、功能最重要的部位，从内向外多由上皮、固有层和黏膜肌层三层构成。

1. 上皮　消化管两端（口腔、咽、食管和肛门）的上皮为复层扁平上皮，其余各段为单层柱状上皮。上皮与小消化腺的腺上皮相连续，细胞间可有散在的淋巴细胞。

2. 固有层　由疏松结缔组织构成，富含毛细血管、毛细淋巴管、小消化腺及淋巴组织。

3. 黏膜肌层　为薄层平滑肌。其收缩促进固有层内腺体分泌物的排出和血液的运行，有利于营养物质的吸收和转运。

（二）黏膜下层

黏膜下层为疏松结缔组织，内含较大的血管、淋巴管和黏膜下神经丛。在食管和十二指肠的黏膜下层分别有**食管腺**和**十二指肠腺**。黏膜和黏膜下层可共同突入管腔，形成**皱襞**（plica）。

（三）肌层

除咽、食管上段和肛门处的肌层为骨骼肌外，其余大部分为平滑肌。肌层一般分为内环行、外纵行两层。

（四）外膜

外膜分纤维膜和浆膜两种。纤维膜由结缔组织构成，浆膜由间皮和薄层结缔组织构成。

知识链接　$\cdots\cdots\cdots\cdots\cdots\cdots\cdots\cdots\cdots\cdots\cdots\cdots\cdots\cdots\cdots\cdots\cdots\cdots\cdots$

消化管壁多有含神经元的神经丛。神经元约有 1×10^8 个，数量与脊髓的神经元相当。各神经元间通过突起形成网络联系而构成一个相对独立的结构和功能十分复杂的完整网络整合系统，故有"肠脑"之称。神经丛在调节消化管的运动和分泌方面起重要的作用。

二、口腔和咽

（一）口腔

口腔黏膜仅由上皮和固有层构成。上皮为复层扁平上皮。固有层含丰富的毛细血管和感觉神经末梢以及散在的**小唾液腺**，在舌扁桃体处有密集的淋巴组织。固有层下连骨膜或骨骼肌。牙槽骨表面和牙颈周围的口腔黏膜称为**牙龈**。

1. 舌　由表面的黏膜和深部的舌肌构成。舌肌为骨骼肌，由纵、横和垂直走行的肌束交织构成。舌体背部黏膜形成许多乳头状隆起称为**舌乳头**（lingual papillae）。舌乳头主要分为**丝状乳头**、**菌状乳头**和**轮廓乳头**三种（见图10-2）。

丝状乳头数量最多，遍布舌体背面，呈圆锥形。浅层上皮细胞角化，外观白色，称为舌苔。菌状乳头数量较少，散在于丝状乳头间，多分布在舌尖和舌侧缘，呈蘑菇状。轮廓乳头有十余个，排列在舌界沟的前方，顶部平坦，周围的黏膜凹陷为环沟。菌状乳头和轮廓乳头的上皮有**味蕾**（taste bud）。

味蕾为卵圆形小体，主要由长梭形的**味细胞**簇集而成。味细胞属于感觉性上皮细胞，电镜下，其游离面有感受化学刺激的微绒毛，基部与传导味觉的神经末梢形成突触。味蕾的基部还有锥体形的**基细胞**，基细胞属未分化细胞，可分化为味细胞（见图10-3）。味蕾是味觉感受器。

2. 牙　分三部分，露在外面的为牙冠，埋在牙槽骨内的为牙根，两者交界部为牙颈。牙由包在外部的硬组织和内部的牙髓（dental pulp）构成。前者包括牙本质（dentin）、釉质（enamel）和牙骨质（cementum）三种钙化组织，无机成分主要为羟基磷灰石结晶（见图10-4）。

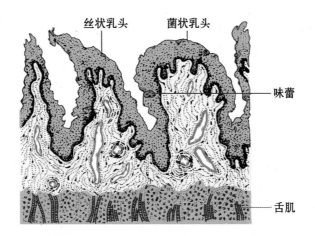

图 10-2 丝状乳头和菌状乳头模式图

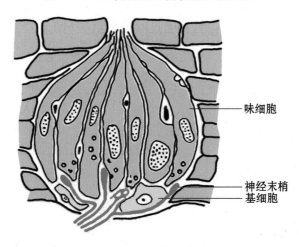

图 10-3 味蕾模式图

（1）**牙髓** 为疏松结缔组织,内含从根尖孔进入的血管、淋巴管和神经纤维。牙髓占据的空间为**牙髓腔**。

（2）**牙本质** 包绕牙髓,构成牙的主体。牙本质主要由**牙本质小管**(dentinal tubule)和间质构成。牙本质小管从牙髓腔面向周围呈放射状走行,几乎贯穿牙本质全层。牙髓与牙本质间有单层排列、呈柱状的**成牙本质细胞**(odontoblast),其突起伸入牙本质小管,称为**牙本质纤维**。牙本质小管之间为间质,由胶原原纤维和钙化的基质构成,其无机成分约占80%,较骨质坚硬。

（3）**釉质** 包在牙冠部牙本质的外面,无机成分约占96%,是人体最坚硬的组织,主要由棱柱状**釉柱**和少量间质构成。

（4）**牙骨质** 包在牙根部牙本质外面,结构与

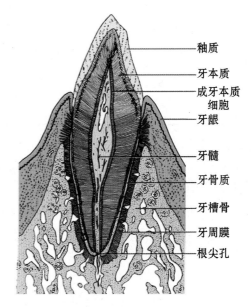

图 10-4 牙模式图

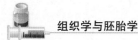

骨组织相似,借牙周膜固定在牙槽骨上。

(二) 咽

咽是消化管和呼吸道的交叉部位,分为口咽、鼻咽和喉咽三部分。咽壁由黏膜、肌层和外膜三层结构构成。

1. **黏膜**　仅由上皮层和固有层构成。鼻咽大部分区域的上皮为假复层纤毛柱状上皮,多不与食物接触,而口咽、喉咽和鼻咽部分区域的上皮均为未角化的复层扁平上皮。固有层富含黏液性或混合性小消化腺,在腭扁桃体、咽扁桃体处有密集的淋巴组织。固有层深部与肌层交界处还有一层弹性纤维。

2. **肌层**　为骨骼肌,分为内纵行层、外斜行或环行层。

3. **外膜**　为纤维膜。

三、食管

食管的腔面有 7～10 条纵行皱襞。食物通过时皱襞消失(图 10-5)。

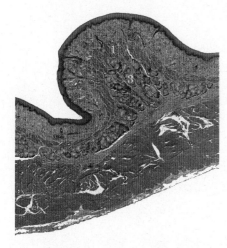

图 10-5　食管(光镜结构像)
1. 黏膜肌层;2. 肌层;3. 食管腺

(一) 黏膜

黏膜由未角化的复层扁平上皮、固有层和黏膜肌层构成。在食管与胃交界处,复层扁平上皮骤然转变为单层柱状上皮。

(二) 黏膜下层

黏膜下层富含黏液性小消化腺,即**食管腺**,其导管穿过黏膜,开口于食管腔。

(三) 肌层

肌层分为内环行层和外纵行层,食管上 1/3 段为骨骼肌,下 1/3 段为平滑肌,中 1/3 段二者兼具。

(四) 外膜

大部分外膜为纤维膜。

四、胃

胃的腔面在空虚时有许多纵行皱襞(图 10-6)。

(一) 黏膜

黏膜的上皮向固有层下陷成**胃小凹**(gastric pit),胃小凹底部有胃腺的开口(见图 10-7,图 10-8)。

1. **上皮**　为单层柱状上皮,主要由**表面黏液细胞**(surface mucous cell)构成。该细胞顶部充满黏原颗粒,着色浅淡。此细胞产生黏液,可在黏膜表面形成厚 0.25～0.5 mm、含高浓度 HCO_3^- 的不可溶性黏液凝胶层,称为**黏液–碳酸氢盐屏障**。该屏障可防止胃酸和胃蛋白酶对胃壁的侵蚀。

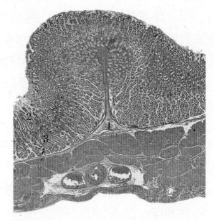

图 10-6　胃(光镜结构像)
1. 黏膜下层;2. 胃小凹;3. 胃底腺

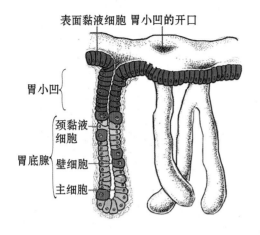

图 10-7　胃黏膜上皮和胃底腺立体模式图

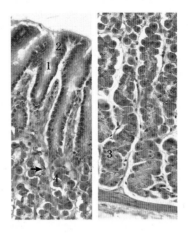

图 10-8　胃黏膜(光镜结构像)

1.胃小凹;2.表面黏液细胞;3.主细胞;4.壁细胞;↑颈黏液细胞

2. **固有层**　有密集排列的胃腺。胃腺为管状腺,依据所在的部位和结构分为**胃底腺**(fundic gland)、**贲门腺**(cardiac gland)和**幽门腺**(pylorus gland)。胃底腺分布在胃底和胃体,是数量最多、功能最重要的胃腺,主要由主细胞(chief cell)、壁细胞(parietal cell)、颈黏液细胞(neck mucous cell)和内分泌细胞构成。贲门腺和幽门腺为黏液性腺。

(1) **主细胞**(chief cell)　最多,主要分布在胃底腺的下部,为柱状的浆液性腺细胞,顶部细胞质中的酶原颗粒多溶失。主细胞分泌**胃蛋白酶原**,被盐酸激活为胃蛋白酶,可初步分解蛋白质。

(2) **壁细胞**(parietal cell)　在胃底腺的上部较多。细胞体积大,多呈圆锥形;核圆,居中,可有两个;细胞质呈强嗜酸性。电镜下,壁细胞有丰富的**细胞内分泌小管**、微管泡和线粒体(图 10-9)。

细胞内分泌小管为壁细胞顶部的胞膜向内凹陷成的迂曲分支管道,腔面有微绒毛。微管泡为位于细胞内分泌小管周围细胞质内表面光滑的小管和小泡。壁细胞的这种特异性结构在细胞的不同分泌时相呈显著差异。在静止期时,分泌小管多不与胃底腺的腔相通,微绒毛短、稀疏,微管泡却极发达;在分泌期时,分泌小管向腺腔开放,微绒毛增多增长,微管泡数量锐减。这表明微管泡是分泌小管膜的储备形式。

壁细胞分泌盐酸(即**胃酸**)和**内因子**。胃酸可杀灭病原体,激活胃蛋白酶原。内因子有利于**维生素 B_{12}** 的吸收,缺乏时导致恶性贫血。

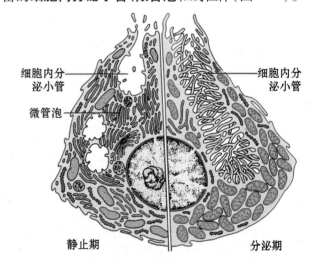

图 10-9　壁细胞模式图

(3) **颈黏液细胞**　较少,分布在胃底腺的顶部,为夹在其他细胞间的楔形黏液性腺细胞。

(4) **内分泌细胞**　详细内容参考本节。

3. **黏膜肌层**　为薄层平滑肌,排列为内环行、外纵行两层。其收缩有助于胃腺分泌物的排出。

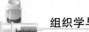

（二）黏膜下层

黏膜下层为疏松结缔组织。

（三）肌层

肌层较厚，由内斜行、中环行和外纵行三层平滑肌构成。

（四）外膜

外膜为浆膜。

五、小肠

小肠是消化和吸收的主要部位，分为十二指肠、空肠和回肠，小肠的皱襞主要为环形（图10-10）。

（一）黏膜

黏膜上皮和固有层共同向肠腔伸出许多指样突起，称为**肠绒毛**（intestinal villus）。肠绒毛根部的有**小肠腺**的开口（图10-11 至图10-13）。

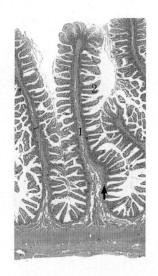

图 10-10　小肠（光镜结构像）

1. 皱襞；2. 肠绒毛；↑ 小肠腺

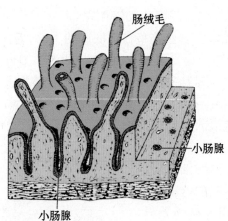

图 10-11　小肠黏膜模式图

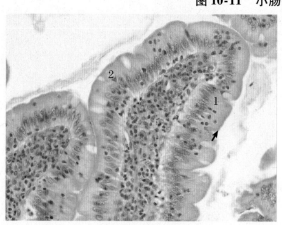

图 10-12　肠绒毛（光镜结构像）

1. 吸收细胞；2. 杯状细胞；↑ 纹状缘

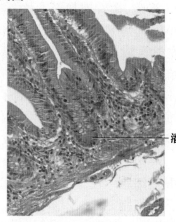

图 10-13　小肠腺（光镜结构像）

潘氏细胞

1. **上皮** 为单层柱状上皮,主要由**吸收细胞**(absorptive cell)和散在的杯状细胞构成。

吸收细胞数量最多,呈柱状。核椭圆形,位于细胞基部。光镜下细胞游离面可见着色深的纹状缘,由微绒毛构成。每个吸收细胞有 2000~3000 根微绒毛。小肠的皱襞、绒毛和微绒毛共同使小肠的吸收面积扩大约 600 倍。微绒毛表面还有一层细胞衣,它是吸收细胞产生的糖蛋白,含有多种消化酶,是小肠消化、吸收的重要部位。

除吸收等功能外,吸收细胞还参与**分泌性抗体**的转运;十二指肠和空肠上段的吸收细胞还可**分泌肠激酶**,激活胰蛋白酶原。

杯状细胞分散在吸收细胞间,分泌黏液,起保护和润滑作用。

2. **固有层** 肠绒毛中轴的固有层有 1~2 条纵行的管腔较大的毛细淋巴管,即**中央乳糜管**(central lacteal),其周围有丰富的有孔毛细血管。吸收细胞吸收的脂类物质经中央乳糜管运送,而氨基酸和单糖等水溶性物质经有孔毛细血管入血液。

固有层中含丰富的淋巴组织和大量的**小肠腺**。小肠腺为单管状腺,由黏膜上皮向固有层凹陷形成。小肠腺的腺细胞除吸收细胞和杯状细胞外,还有少量潘氏细胞(Paneth cell)、干细胞和内分泌细胞等。

(1)**潘氏细胞** 常三五成群聚集在小肠腺的底部。细胞呈锥体形;核圆,位于基部;顶部充满粗大的嗜酸性分泌颗粒。潘氏细胞具有蛋白质分泌细胞的超微结构特点,可分泌**防御素**和**溶菌酶**等,这些物质对病原体有一定的杀灭作用。

(2)**干细胞** 散在于小肠腺的下部,不易辨认,可增殖分化为上皮和小肠腺的各种细胞。肠绒毛上皮 3~6 日更新一次。

3. **黏膜肌层** 为薄层平滑肌。

(二)黏膜下层

黏膜下层为疏松结缔组织,在十二指肠处有大量黏液性小消化腺,即**十二指肠腺**。导管穿过黏膜肌层,开口于小肠腺的底部(图 10-14)。十二指肠腺分泌碱性黏液,可使十二指肠免受胃酸的侵蚀。

(三)肌层

肌层为平滑肌,分为内环行层和外纵行层。

(四)外膜

大部分外膜为浆膜。

六、大肠

大肠分为盲肠、阑尾、结肠、直肠和肛管(见图 10-15)。

(一)黏膜

1. **上皮** 除肛管下段处为复层扁平上皮外,其余为单层柱状上皮,由吸收细胞和大量杯状细胞组成。

2. **固有层** 有密集排列的**大肠腺**。大肠腺呈单管状,主要含吸收细胞和大量杯状细胞,无潘氏细胞。分泌的黏液以润滑和保护黏膜为大肠腺的主要功能。

3. **黏膜肌层** 为薄层平滑肌,局部缺如。

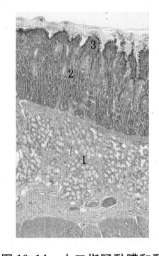

图 10-14 十二指肠黏膜和黏膜下层(光镜结构像)
1.十二指肠腺;2.小肠腺;3.肠绒毛

（二）黏膜下层

黏膜下层为疏松结缔组织。

（三）肌层

除肛管末端的肌层为骨骼肌外,其余为平滑肌,分为内环行层和外纵行层。

（四）外膜

大部分外膜为浆膜。

阑尾管腔小,不规则。固有层肠腺短、少,杯状细胞很少,潘氏细胞较小肠腺多;淋巴组织极丰富(图 10-16)。

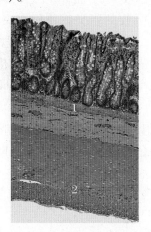

图 10-15 大肠(光镜结构像)
1.黏膜肌层;2.肌层;3.大肠腺

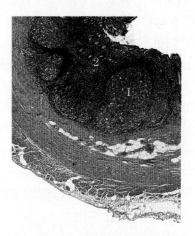

图 10-16 阑尾(光镜结构像)
1.淋巴组织;2.肠腺

七、胃肠的内分泌细胞

胃和肠的上皮及腺体中散布有大量的内分泌细胞,这些细胞的总数量超过所有内分泌腺腺细胞的总和。分泌的激素主要调节消化系统自身的功能,也参与调节其他器官的生理活动。在四十多种胃肠的内分泌细胞中,主要有 G 细胞、ECL 细胞、S 细胞、I 细胞和 D 细胞等。

G 细胞主要分布在胃的幽门部,分泌**胃泌素**。ECL 细胞分布在胃底腺,分泌**组胺**。胃泌素和组胺均有很强的刺激壁细胞分泌胃酸的作用。S 细胞和 I 细胞分布在小肠上段,分别分泌**促胰液素和胆囊收缩素 – 促胰酶素**。前者主要促进胰腺导管的上皮细胞分泌大量碳酸氢根和水,而后者主要促进胰腺的腺泡分泌多种消化酶和胆囊排出胆汁。D 细胞分布广泛,分泌的**生长抑素**抑制其他内分泌细胞的分泌。

第二节 消 化 腺

大消化腺包括三种,即大唾液腺、胰腺和肝。

一、大唾液腺

大唾液腺包括腮腺、下颌下腺和舌下腺三种,分泌的唾液经导管排入口腔。

（一）大唾液腺的一般结构

大唾液腺表面包有结缔组织被膜,腺实质被分为许多小叶。大唾液腺为复管泡状腺,腺实质由腺泡和反复分支的导管构成。腺泡分为浆液性、黏液性和混合性三类。导管从腺泡端起多依次包括闰管（intercalated duct）、分泌管（secretory duct）、小叶间导管和总导管（图10-17）。

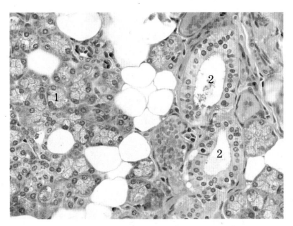

图10-17 腮腺（光镜结构像）
1. 浆液性腺泡；2. 纹状管

1. **闰管** 较细，管壁为单层扁平或立方上皮。

2. **分泌管** 管壁为单层柱状上皮。细胞核圆形，位于顶部。电镜下，细胞基部有发达的质膜内褶和丰富的线粒体。分泌管能主动吸收唾液中的 Na^+ 并排出 K^+，从而调节唾液中电解质的含量和唾液量。

3. **小叶间导管和总导管** 小叶间导管由分泌管汇集而成，走行在小叶间的结缔组织内，管径较粗，管壁为单层柱状上皮或假复层柱状上皮。其逐级汇合，最终汇合为一条或几条总导管，在口腔开口处移行为复层扁平上皮。

（二）三种大唾液腺

1. **腮腺** 为纯浆液性腺。闰管长，而分泌管较短（图10-17）。分泌物含**唾液淀粉酶**。

2. **下颌下腺** 为混合性腺，浆液性腺泡多。闰管短，但分泌管发达。分泌物含唾液淀粉酶和黏液。

3. **舌下腺** 也为混合性腺，以黏液性腺泡为主，混合性腺泡也多见。闰管缺如，且分泌管也较短。分泌物以黏液为主。

二、胰腺

胰腺表面包有薄层结缔组织被膜，结缔组织伸入腺实质将其分为许多小叶。腺实质由外分泌部（exocrine portion）和内分泌部（endocrine portion）两部分构成（见图10-18）。

（一）外分泌部

外分泌部构成胰腺的主体，分泌的胰液经导管排入十二指肠。外分泌部为纯浆液性腺，由腺泡和导管构成。

1. **腺泡** 为浆液性腺泡，腺泡腔内有泡心细胞，是闰管上皮细胞伸入形成（见图10-19）。腺泡细胞分泌**胰蛋白酶原**、**胰淀粉酶**和**胰脂肪酶**等多种消化酶。腺细胞还分泌一种胰蛋白酶抑制因子，可阻止胰蛋白酶原在胰腺内激活，防止胰腺自溶。

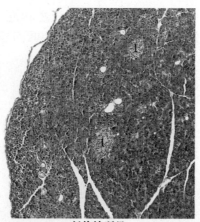

A.低倍镜所见

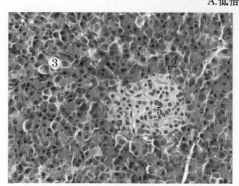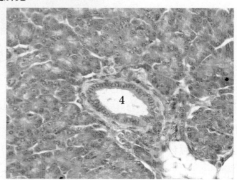

B.高倍镜所见

图 10-18 胰腺光镜结构像
1.胰岛;2.浆液性腺泡;3.闰管;4.小叶内导管;5.胰岛内分泌细胞

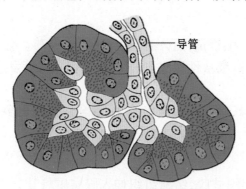

图 10-19 胰腺腺泡模式图

2. **导管** 从腺泡端起依次为闰管、小叶内导管、小叶间导管和主导管。闰管细长。从小叶内导管到小叶间导管,管腔渐增大,上皮渐移行为单层柱状上皮。主导管粗大,上皮为单层柱状,含有杯状细胞,从胰尾向胰头方向走行,最终开口于十二指肠。

导管的上皮细胞分泌 HCO_3^- 等多种电解质和水。它们与腺泡的分泌物共同形成胰液。

（二）内分泌部

胰腺内分泌部即**胰岛**（pancreas islet）,为胰腺内散在的大小不等、形状不规则的内分泌细胞团。胰岛在胰尾处较多。胰岛细胞呈团索状分布,细胞间有孔毛细血管丰富。胰岛细胞呈卵圆形或多边形,细胞质着色浅。人胰岛主要有 A 细胞、B 细胞、D 细胞和 PP 细胞四种类型。

1. **A细胞**　约占胰岛细胞总量的20%,多位于胰岛周边。A细胞分泌**胰高血糖素**,促使血糖升高。

2. **B细胞**　数量最多,约占胰岛细胞总量的75%,多分布在胰岛中央。B细胞分泌**胰岛素**,可降低血糖。胰岛素可与胰高血糖素共同作用,协同维持血糖的正常水平。胰岛素缺乏导致糖尿病。

3. **D细胞**　数量较少,约占胰岛细胞总量的5%,位于胰岛周边,散在分布于A细胞、B细胞间。D细胞分泌**生长抑素**,抑制A细胞、B细胞的分泌。

4. **PP细胞**　数量很少,PP细胞分泌**胰多肽**,可抑制胃肠蠕动、胰液的分泌和胆汁的排出。

三、肝

肝是人体最大的消化腺,分泌的胆汁经导管排入十二指肠。肝表面有结缔组织构成的被膜,外表面大部分由浆膜覆盖。肝实质被伸入的结缔组织分为许多**肝小叶**(hepatic lobule)。人肝小叶间的结缔组织很少,故相邻肝小叶分界不清(图10-20)。

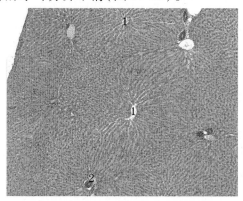

图10-20　肝(光镜结构像)
1.中央静脉;2.门管区

(一)肝小叶

肝小叶是肝的结构和功能单位,为高约2 mm、宽约1 mm的多面棱柱体,中央有一条沿长轴贯穿走行的**中央静脉**(central vein),其周围是呈放射状排列的肝板(hepatic plate)、肝血窦(hepatic sinusoid)、窦周隙(perisinusoidal space)和胆小管(bile canaliculus)(图10-21,图10-22,图10-23)。

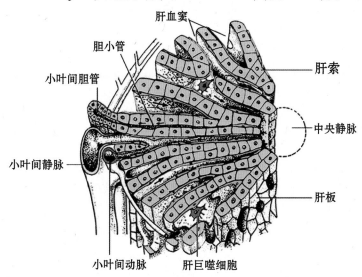

图10-21　肝小叶和门管区立体模式图

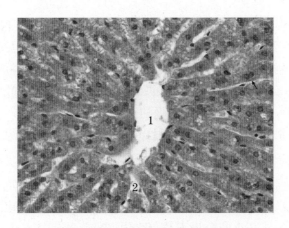

图 10-22 肝小叶光镜结构像
1.中央静脉;2.肝血窦;↑双核肝细胞

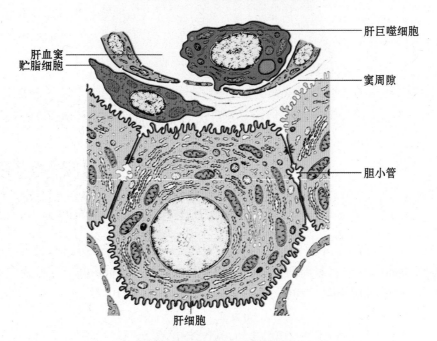

图 10-23 肝小叶局部模式图

1. **肝板**　为**肝细胞**(hepatic cell)单层排列成的凹凸不平的板状结构。相邻肝板吻合连接为立体的迷路样结构,其断面呈条索状,故又称**肝索**(hepatic cord)。

肝细胞体积大,呈多面体形;核大而圆,着色浅,核仁明显,部分肝细胞有双核;细胞质有弥散分布的嗜碱性团块。电镜下,细胞质富含粗面内质网、高尔基复合体、滑面内质网和线粒体等。

肝细胞能合成胆汁,参与脂类物质的消化和吸收。此外肝细胞还可进行复杂多样的物质代谢,如合成功能各异的血浆蛋白、糖原和三酰甘油等,进行激素灭活以及对有毒物质进行生物转化等。

2. **肝血窦**　为肝板间经肝板上的孔相互吻合成的立体网状血窦。

肝血窦腔大、不规则,窦壁内皮细胞间的间隙大,胞质内含有许多大小不等的窗孔,孔上无隔膜。内皮细胞外无基膜,只有少量网状纤维附着,因此,窦壁通透性高。富含胃肠吸收物的门静脉血液和含氧丰富的肝动脉血液最终从肝小叶的周边注入肝血窦,得以与肝细胞进行充分的物质交换,然后再汇入中央静脉。

肝血窦内还有附着在血窦壁上的**肝巨噬细胞**,又称**库普弗细胞**(Kupffer cell)。肝巨噬细胞具有很强的吞噬能力,在滤过清除从胃肠道进入门静脉的病原体和异物方面起关键的作用。

3. **窦周隙** 为肝血窦内皮细胞与肝细胞间的狭窄间隙。电镜下,肝细胞的游离面有发达的微绒毛。窦周隙充满从肝血窦渗透出来的血浆,是肝细胞与血液进行物质交换的场所。窦周隙内还有散在的**贮脂细胞**。贮脂细胞的功能是贮存维生素 A,产生细胞外基质。在肝受损时,贮脂细胞会异常增殖,产生过多的纤维,与肝硬化的发生有关。

4. **胆小管** 为相邻两个肝细胞间局部胞膜凹陷并对接而成的微细管道,以盲端起始于中央静脉周围,在肝板内相互连接为立体的网状通道。肝细胞向胆小管内分泌胆汁。电镜下,肝细胞的胆小管面形成发达的微绒毛突入管腔,胆小管两侧相邻肝细胞膜之间形成紧密连接和桥粒等,可封闭胆小管周围的细胞间隙,防止胆汁外溢。胆汁渐汇入门管区的小叶间胆管。

(二) 肝门管区

相邻肝小叶间三角形或椭圆形的结缔组织小区称为**门管区**(portal area),因有肝门处管道的分支结伴穿行而得名。门管区内有**小叶间静脉**、**小叶间动脉**和**小叶间胆管**三种管道。小叶间静脉是门静脉的分支,管腔较大而不规则,管壁薄;小叶间动脉是肝动脉的分支,管腔小,管壁较厚;小叶间胆管管壁由单层立方上皮围成(图 10-24)。

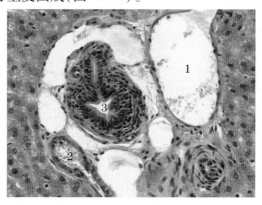

图 10-24 门管区(光镜结构像)
1. 小叶间静脉;2. 小叶间动脉;3. 小叶间胆管

非门管区的小叶间结缔组织内含有单独走行的**小叶下静脉**。小叶下静脉由中央静脉汇合而成,通过逐级汇合,在肝门处汇合为肝静脉出肝。

思考题

1. 简述消化管壁的一般结构。
2. 简述胃底腺主细胞和壁细胞的结构和功能。
3. 简述小肠如何扩大吸收面积。
4. 简述胰岛的细胞种类和各自功能。
5. 简述肝小叶的组成、结构和功能。

(金 洁)

第十一章 呼 吸 系 统

◎学习目标

掌握:气管的结构和功能;肺内导气部、呼吸部的组成;肺泡及肺泡隔的结构和功能。

熟悉:嗅上皮的结构和功能;肺内导气部结构变化的规律;呼吸性细支气管、肺泡管和肺泡囊的结构特点。

了解:鼻黏膜的组织结构。

呼吸系统(respiratory system)由鼻、咽、喉、气管、主支气管和肺组成。从鼻至肺内的终末细支气管是传送气体的通道,为导气部;从肺内的呼吸性细支气管至末端的肺泡是气体交换的场所,为呼吸部。呼吸系统的主要功能是完成外界气体与血液之间的气体交换。

一、鼻腔

鼻腔的内表面覆以黏膜,由上皮和固有层结缔组织组成,黏膜下方与软骨、骨或骨骼肌相连。鼻黏膜根据其结构和功能的不同,分为前庭部、呼吸部和嗅部三部分。

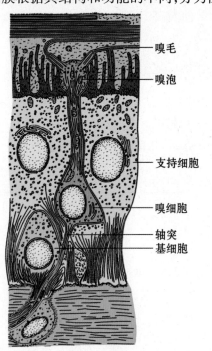

图11-1 嗅上皮超微结构模式图

（一）前庭部

前庭部为邻近外鼻孔的部分,此处有鼻毛。上皮为未角化的复层扁平上皮,固有层为致密结缔组织,内有毛囊、皮脂腺和汗腺。鼻毛能阻挡空气中较大的尘埃等异物吸入。

（二）呼吸部

呼吸部占鼻黏膜的大部分,因富含血管而呈淡红色。黏膜上皮为假复层纤毛柱状上皮,杯状细胞较多。固有层结缔组织内含混合腺、弥散淋巴组织、丰富的毛细血管和静脉丛。腺体分泌物和杯状细胞分泌物共同形成一层黏液覆盖于黏膜表面,可黏着细菌和灰尘,并借纤毛的摆动将其推向咽部。静脉丛可对吸入的空气加温或加湿。

（三）嗅部

嗅部黏膜面积小,呈棕黄色。黏膜上皮为假复层柱状上皮,由支持细胞、基细胞和嗅细胞组成(图11-1)。

1. **支持细胞** 呈高柱状,顶部宽大,基部较细,细胞核位于细胞顶部,游离面有许多微绒毛。支持细胞具有支持、保护和分隔嗅细胞的功能。

2. **嗅细胞**　呈梭形,夹于支持细胞之间,是一种双极神经元。具有感受气味物质刺激的功能。嗅细胞的树突细长,伸向上皮表面,末端膨大成球状,称嗅泡,从嗅泡上发出 10～30 根嗅毛,嗅毛是嗅觉感受器。嗅细胞的轴突穿过基膜在固有层中形成无髓神经纤维,组成嗅神经。

3. **基细胞**　呈锥形,位于上皮深部,可增殖分化为嗅细胞和支持细胞。

嗅黏膜固有层为薄层结缔组织,内有嗅腺,属浆液性腺,分泌的浆液可溶解空气中的化学物质,刺激嗅毛。浆液的不断分泌还可清洗上皮表面,保持嗅细胞感受刺激的敏感性。

二、喉

喉位于鼻咽和气管之间,为不规则的管状结构。喉以软骨为支架,软骨之间连以韧带和肌肉,腔面衬有黏膜。

喉的黏膜上皮除会厌和声襞处为复层扁平上皮外,其他各处均为假复层纤毛柱状上皮。固有层为疏松结缔组织,内含丰富的弹性纤维,并有淋巴组织和混合性腺(声襞处除外)。

除会厌和声襞处外,其他各处均有黏膜下层,与深部结构疏松相连,而会厌和声襞则借黏膜与深部结构紧密相连。

三、气管与主支气管

气管与主支气管管壁结构相似,由内向外依次为黏膜、黏膜下层和外膜(图 11-2)。

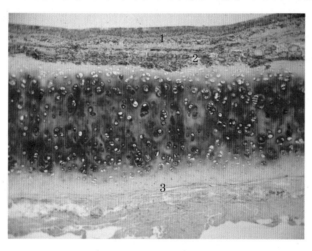

图 11-2　气管(光镜结构像)
1. 黏膜;2. 黏膜下层;3. 外膜

(一) 黏膜

黏膜由上皮和固有层组成,上皮为假复层纤毛柱状上皮,由纤毛细胞、杯状细胞、刷细胞、基细胞和小颗粒细胞组成(见图 11-3)。

1. **纤毛细胞**　数量最多,呈柱状,游离面有纤毛。纤毛有规律地向咽部作定向摆动,可清除异物,净化吸入的空气。

2. **杯状细胞**　较多,形态与肠上皮中的杯状细胞相同。分泌的黏液参与构成上皮表面的黏液屏障,黏附吸入的异物颗粒。

3. **刷细胞**　呈柱状,细胞游离面有排列整齐的微绒毛,形如刷状。刷细胞的功能尚未定论。

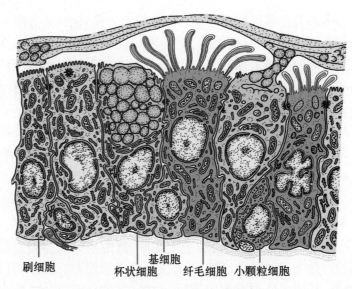

刷细胞　　杯状细胞　基细胞　纤毛细胞　小颗粒细胞

图 11-3　气管上皮超微结构模式图

有报道认为该细胞可能具有感受刺激的作用。

4. 基细胞　呈锥形,位于上皮的深部,是一种未分化的细胞,可增殖分化为上皮中其他各类细胞。

5. 小颗粒细胞　数量少,呈锥形,散在于上皮的深部,细胞质内有许多分泌颗粒,分泌多种生物活性物质,参与呼吸道和血管壁平滑肌的收缩和腺体的分泌。

（二）黏膜下层

黏膜下层为疏松结缔组织,与固有层和外膜间无明显的界限。黏膜下层中除含有血管、淋巴管和神经外,还有较多的混合性腺(气管腺)。

（三）外膜

外膜由透明软骨和结缔组织组成。透明软骨呈"C"字形,称为软骨环。软骨环的缺口处为气管后壁,内有平滑肌束、弹性纤维组成的韧带及气管腺,咳嗽反射时平滑肌收缩,气管管腔缩小,有助于痰液排出。

四、肺

肺表面覆以浆膜,为胸膜脏层。肺组织分实质和间质两部分。实质为肺内支气管的各级分支及其终末的肺泡。间质为肺内的结缔组织及其中的血管、淋巴管和神经等。

支气管由肺门入肺后,顺序分支为叶支气管、段支气管、小支气管、细支气管、终末细支气管、呼吸性细支气管、肺泡管、肺泡囊和肺泡。支气管入肺后反复分支呈树枝状,故称为支气管树。从叶支气管到终末细支气管为肺的**导气部**,呼吸性细支气管及其以下的分支都出现了肺泡,为肺的**呼吸部**。

每一细支气管连同它的各级分支和末端的肺泡组成一个**肺小叶**(pulmonary lobule)。肺小叶呈锥形,尖端朝向肺门,底朝向肺表面,小叶间有结缔组织间隔(见图 11-4)。仅累及若干肺小叶的炎症,临床上称之为小叶性肺炎。

（一）肺导气部

肺导气部各级支气管管壁结构相似,也分黏膜、黏膜下层和外膜。随着分支的不断增多,管

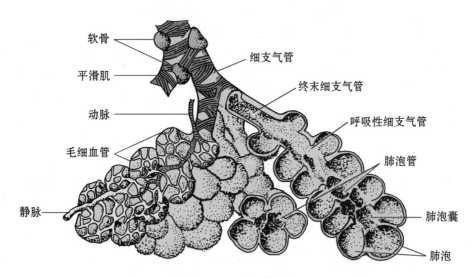

图 11-4   肺小叶模式图

径逐渐变细,管壁逐渐变薄,结构渐趋简单。

1. **叶支气管至小支气管**   其管壁结构的主要特点是:上皮均为假复层纤毛柱状上皮,但逐渐变薄,杯状细胞逐渐减少;腺体逐渐减少;软骨呈不规则片状,并逐渐减少;平滑肌逐渐增多,呈现为不成层的环行平滑肌束(图 11-5,见图 11-6)。

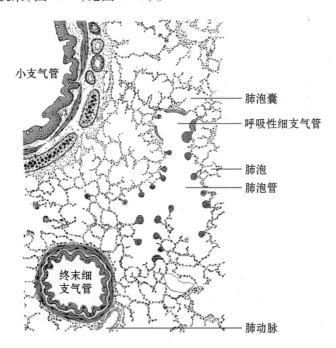

图 11-5   肺切片仿真图

2. **细支气管**   上皮由假复层纤毛柱状逐渐变为单层纤毛柱状上皮;杯状细胞、腺体和软骨片很少或消失;环行平滑肌更加明显;黏膜常形成皱襞。

3. **终末细支气管**   上皮为单层柱状;杯状细胞、腺体和软骨片全部消失;形成完整的环行平滑肌(见图 11-7)。终末细支气管的上皮由两种细胞组成,即少量的纤毛细胞和大量的**克拉拉细胞**(Clara cell)。克拉拉细胞在小支气管中已开始出现,继而逐渐增多。细胞为柱状,游离面呈圆顶状凸向管腔,顶部细胞质内有许多分泌颗粒。克拉拉细胞分泌的糖蛋白在上皮的表面形成一层保护膜。

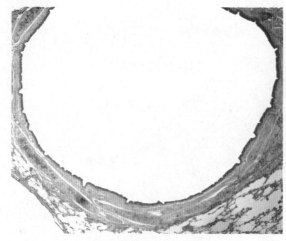
图 11-6　小支气管(光镜像)

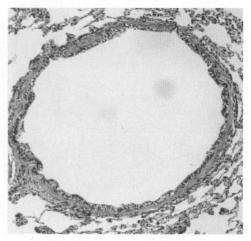
图 11-7　终末细支气管(光镜像)

细支气管和终末细支气管通过管壁平滑肌的收缩和舒张,调节进入肺小叶内的气流量。

(二)肺呼吸部

1. **呼吸性细支气管**(respiratory bronchiole)　是终末细支气管的分支,管壁上有少量肺泡。管壁上皮为单层立方上皮,有克拉拉细胞和少量纤毛细胞;上皮外面有少量结缔组织和平滑肌纤维。在肺泡开口处,上皮由单层立方上皮移行为单层扁平上皮(见图 11-5)。

2. **肺泡管**(alveolar duct)　是呼吸性细支气管的分支,管壁上有许多肺泡,故其自身的管壁结构很少,仅在相邻肺泡的开口之间,有一些残存的管壁结构形成结节状的膨大,其表面为单层立方或单层扁平上皮,上皮外面有少量结缔组织和平滑肌束。因肌纤维环行围绕于肺泡开口处,故切片中可见相邻肺泡开口处的结节状膨大(见图 11-5)。

3. **肺泡囊**(alveolar sac)　为多个肺泡共同开口的部位。相邻肺泡间仅有少量的结缔组织,没有环行平滑肌束,故切片中无结节状膨大(见图 11-5)。

4. **肺泡**(pulmonary alveoli)　为半球形的囊泡,开口于呼吸性细支气管、肺泡管、肺泡囊,是肺的主要结构,也是肺进行气体交换的部位。肺泡壁很薄,表面覆以单层肺泡上皮,基膜完整。相邻肺泡之间的结缔组织称为肺泡隔(见图 11-8)。

(1)**肺泡上皮**　由Ⅰ型肺泡细胞和Ⅱ型肺泡细胞组成。

Ⅰ型肺泡细胞数量少,体积大,覆盖了肺泡约 95% 的表面积,是进行气体交换的部位。细胞扁平状,含核的部分略厚,其余部分很薄,细胞质内含许多吞饮小泡,可通过吞饮的方式将吸入的微小颗粒和上皮表面的活性物质转运到间质内清除。

Ⅱ型肺泡细胞位于Ⅰ型肺泡细胞之间,数量较Ⅰ型肺泡细胞多。细胞为立方形或圆形,游离面有少量微绒毛,细胞质内含丰富的粗面内质网和发达的高尔基复合体,还有许多大小不一的分泌颗粒,颗粒内含有嗜锇性的板层小体,板层小体内含磷脂、蛋白质和糖胺多糖。嗜锇性板层小体将其分泌物释入肺泡腔内,在肺泡上皮表面铺展成一层薄膜,称为表面活性物质。该物质能降低肺泡表面张力,防止肺泡塌陷及肺泡过度扩张,起到稳定肺泡直径的作用(见图 11-9)。

(2)**肺泡隔**　为相邻两个肺泡之间的薄层结缔组织。其内含有丰富的连续毛细血管、大量的

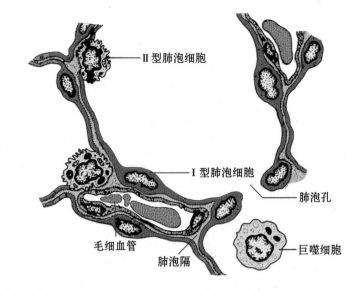

图 11-8 肺泡与肺泡隔模式图

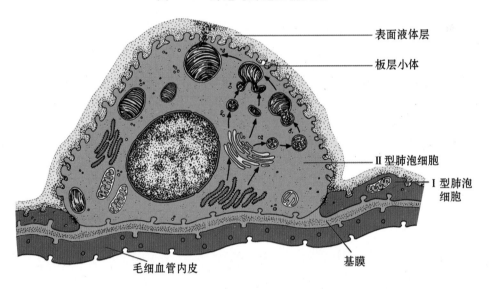

图 11-9 Ⅱ型肺泡细胞超微结构模式图

弹性纤维、成纤维细胞、巨噬细胞和肥大细胞等。密集的毛细血管有利于血液与肺泡之间的气体交换;丰富的弹性纤维有助于肺泡的弹性回缩,利于肺泡内气体的排出。若弹性纤维断裂、退化,则导致肺泡弹性降低,肺泡内气体排出受阻,肺泡扩大,形成肺气肿,降低肺的换气功能。

(3)**肺泡孔** 为相邻肺泡间的小孔,可均衡肺泡间气体的含量。当某个终末细支气管或呼吸性细支气管阻塞时,气体可通过肺泡孔建立侧支通气,防止肺泡塌陷。在肺部感染时,炎症也易通过肺泡孔蔓延。

(4)**气-血屏障** 为肺泡与血液间进行气体交换所通过的组织结构,厚 $0.2\sim0.5\ \mu m$,包括肺泡表面液体层、Ⅰ型肺泡细胞及其基膜、薄层结缔组织、毛细血管内皮基膜及内皮细胞。间质性肺炎时,由于肺泡隔内结缔组织水肿,炎细胞浸润,可使肺泡隔增厚,影响气体交换。

(5)**肺巨噬细胞** 属于单核-吞噬细胞系统的成员,肺泡隔中分布最多,有的游走进入肺泡腔。肺巨噬细胞具有吞噬细菌和异物的功能,吞噬了较多尘粒的肺巨噬细胞称为尘细胞。

知识链接 ••

新生儿肺透明膜病

由于Ⅱ型肺泡细胞分化不良，不能产生足够的表面活性物质，致使肺泡表面张力增大，肺泡处于膨胀不全或不扩张状态，新生儿出生后，仅出现数分钟至数小时的短暂自然呼吸便发生进行性呼吸困难、发绀等呼吸窘迫症状，故称新生儿呼吸窘迫综合征，多见于早产儿、过低体重儿或过期产儿。显微镜下可见肺泡塌陷，肺泡上皮表面覆盖着一层从血管渗出的透明状血浆蛋白膜，故又称新生儿肺透明膜病。

（三）肺的血管

肺有两套血循环管道。

1. **肺动脉与肺静脉**　是肺的功能性血管，肺动脉从右心室发出，入肺门后不断分支，与各级支气管伴行，直至肺泡。在肺泡隔内形成毛细血管网，进行气体交换，交换后的血液注入小静脉，行于肺间质内。小静脉进而汇合成较大的静脉，最后汇成肺静脉出肺门回到左心房。

2. **支气管动脉与支气管静脉**　是肺的营养性血管，支气管动脉发自胸主动脉或肋间动脉，与支气管伴行入肺，沿途在导气部管壁内分支形成毛细血管，营养管壁组织。管壁内的毛细血管一部分汇入肺静脉，另一部分则汇成支气管静脉，与支气管伴行出肺。

思考题

1. 简述气管壁的组织结构和功能。
2. 简述肺泡上皮细胞的结构和功能。
3. 肺泡与血液间进行气体交换需要通过哪些结构？
4. 简述肺泡隔的结构和功能。

（张国境）

第十二章　泌尿系统

⊙学习目标

    掌握:肾小体的位置、组成、结构和功能;肾小管的分段及各段的结构功能特点。

    熟悉:球旁复合体的组成及各自的结构、功能特点。

    了解:排尿管道的结构特点。

泌尿系统(urinary system)由肾、输尿管、膀胱和尿道组成。肾形成尿液,其余器官为排尿管道。

一、肾

(一)肾的一般结构

肾(kidney)表面覆以致密结缔组织构成的被膜。肾实质由皮质和髓质两部分构成。在肾的冠状切面上,皮质色深,位于外周,髓质色淡,位于深部,由十几个肾锥体(renal pyramid)组成。肾锥体底部向皮质发出数条放射状条纹称为髓放线(medullary ray),髓放线之间的皮质称为**皮质迷路**(cortical labyrinth)。每条髓放线及其周围的皮质迷路构成一个肾小叶。肾锥体之间有皮质伸入,称为肾柱。每个肾锥体及其相连的皮质组成一个肾叶(图12-1)。

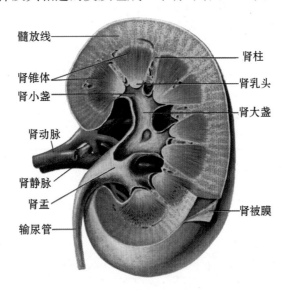

图12-1　肾冠状剖面模式图

(二)肾的组织结构

肾实质由大量肾单位和集合管构成,每个肾单位由一个肾小体和一条与之相连的肾小管组成。肾小管是一条细长无分支的管道,其末端汇入集合管。肾小管和集合管都是与尿液形成有关的单层上皮性管道,统称泌尿小管(图12-2)。肾内的少量结缔组织、血管和神经等构成肾间质。

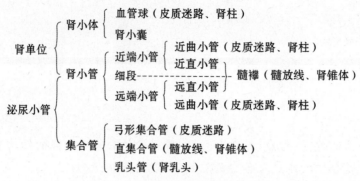

图12-2　肾实质的组成及各自位置

1. 肾单位(nephron)　是肾结构和功能的基本单位,由肾小体和肾小管组成,每个肾约有150万个肾单位。肾小体位于皮质迷路和肾柱内。根据结构和功能的不同,肾小管分为近端小管、细段、远端小管三段。近端小管和远端小管又都分别由曲部和直部构成。其中近端小管直部、细段和远端小管直部三者构成"U"形的襻,称为髓襻(medullary loop),又称为肾单位襻,位于髓放线和肾锥体内。根据肾小体的位置,肾单位分为两种(图12-3)。**浅表肾单位**的肾小体位于皮质浅部,体积较小,髓襻较短,约占肾单位总数的85%,在尿液形成过程中起重要作用。**髓旁肾单位**的肾小体位于皮质深部,体积较大,髓襻较长,约占肾单位总数的15%,在尿液浓缩过程中起重要作用。

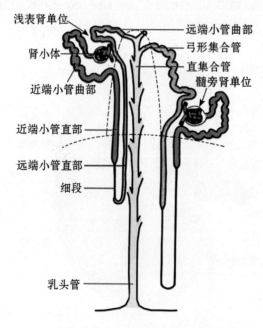

图12-3　肾单位和集合管模式图

(1)肾小体(renal corpuscle)　呈球形,故也称肾小球,直径约200 μm,肾小体有两极,微动脉出入的一端为**血管极**,对侧一端与近端小管曲部相连,为**尿极**。肾小体由血管球和肾小囊两部分组成(图12-4,图12-5)。

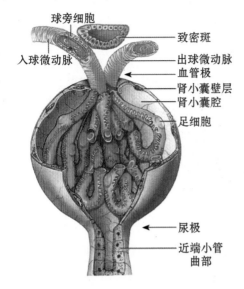

图12-4　肾小体立体结构模式图

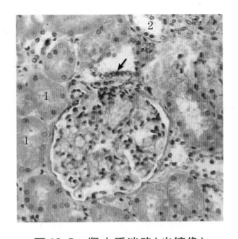

图12-5　肾皮质迷路(光镜像)

1. 近端小管曲部;2. 远端小管曲部;↙致密斑

1) **血管球**(glomerulus):是一团蟠曲的毛细血管,位于入球微动脉和出球微动脉之间。一条**入球微动脉**从血管极进入肾小体内,分支形成襻状毛细血管网,继而汇合为一条**出球微动脉**,从血管极处离开肾小体。因此,血管球是一种独特的动脉性毛细血管网。入球微动脉比出球微动脉粗短,故血管球内血压较高。

电镜下,血管球毛细血管为有孔型,孔径为50～100 nm,多无隔膜,有利于血液中物质滤出。内皮外基膜较厚(图12-6)。血管球内毛细血管襻之间填充有**血管系膜**(mesangium),主要由球内系膜细胞和系膜基质组成(见图12-7)。**球内系膜细胞**(intraglomerular mesangium cell)形态不规则,突起可伸入到内皮与基膜之间。目前认为,该细胞参与血管基膜的修复和更新,并有吞噬作用,可清除基膜上的沉淀物,维持基膜的通透性。系膜基质填充在球内系膜细胞之间,在血管球内起支持和通透的作用。

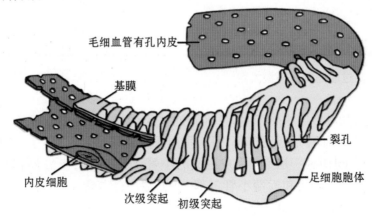

图12-6　肾血管球内皮细胞、足细胞和基膜电镜结构模式图

2) **肾小囊**(renal capsule):为肾小管起始处膨大并凹陷而成的双层杯状囊。分为外层(或称

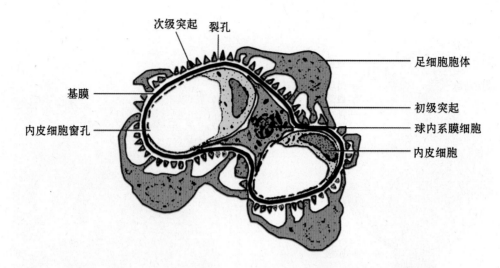

图 12-7 肾血管球内皮细胞、足细胞和球内系膜细胞电镜结构模式图

壁层)和内层(或称脏层)两层,脏壁两层之间腔隙为**肾小囊腔**。壁层为单层扁平上皮,在肾小体尿极处与近端小管曲部上皮相连续,在血管极处反折为肾小囊脏层(图 12-4)。脏层由一层多突的足细胞(podocyte)构成。电镜下,足细胞胞体较大,由胞体发出几个较大的**初级突起**,每个初级突起又分出许多指状的**次级突起**(见图 12-6)。相邻的次级突起互相嵌合呈栅栏状,紧贴在毛细血管基膜的外面,次级突起之间有约 25 nm 宽的狭窄**裂孔**(slit pore),裂孔上覆以 4～6 nm 厚的**裂孔膜**(slit membrane)。

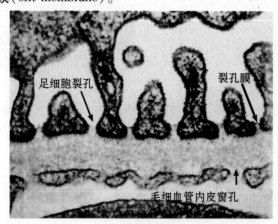

图 12-8 滤过膜超微结构模式图

3)**滤过膜**(filtration membrane):肾小体以滤过方式形成滤液。当血液流经血管球毛细血管时,血管内的压力较高,血浆内的水、无机盐等小分子物质经过有孔内皮、基膜和裂孔膜滤入肾小囊腔,这三层结构称为滤过膜,或称**滤过屏障**(filtration barrier)(图12-8)。滤过膜的三层对血浆成分具有选择通透作用,一般情况下,相对分子质量 7 万以下的物质可通过滤过膜,如葡萄糖、多肽、尿素、电解质和水等。滤入肾小囊腔的滤液称为原尿,原尿除不含大分子蛋白质外,其成分与血浆相似。

成人每 24 小时两肾可形成原尿约 180 L。若滤过膜受损(如肾小球肾炎时),血液中某些大分子物质,如蛋白质、红细胞可通过滤过膜,引起蛋白尿或血尿。

(2)**肾小管**(renal tubule) 是单层上皮围成的小管,细长弯曲,上皮外有基膜和少量结缔组织。肾小管包括近端小管、细段和远端小管三部分,近端小管与肾小囊相连,远端小管连接集合管(见图 12-9)。肾小管具有重吸收、分泌和排泄作用。

1)**近端小管**(proximal tubule):是肾小管中最长最粗的一段,约占肾小管总长度的一半。近端小管分曲部(近曲小管)和直部(近直小管)两段。

近曲小管:上皮细胞为立方形或锥体形,细胞界限不清,核圆,位于基底部,细胞质呈嗜酸性,

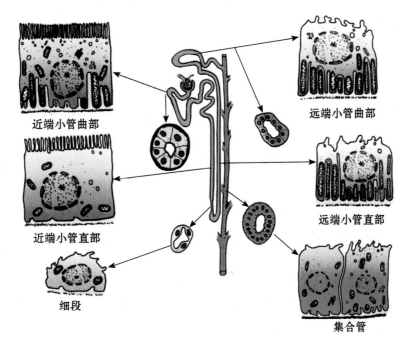

图 12-9 泌尿小管各段上皮细胞超微结构模式图

管腔面有**刷状缘**(brush border),基底部有纵纹。电镜下,刷状缘由大量密集规则排列的微绒毛构成,从而扩大了游离面的表面积,有利于重吸收。细胞侧面有许多侧突,相邻细胞的侧突互相嵌合,故光镜下细胞界限不清。细胞基底部有发达的质膜内褶,形成光镜下的纵纹。侧突和质膜内褶使细胞侧面及基底面与间质之间进行物质交换的面积增大,有利于重吸收物的排出(图 12-10)。

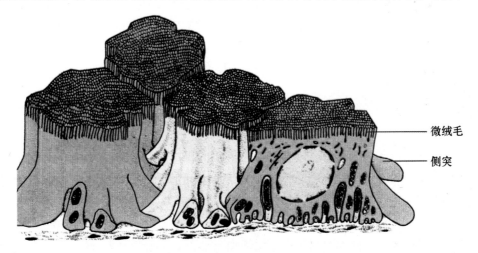

图 12-10 肾近端小管曲部上皮细胞超微结构立体模式图

近直小管:结构与曲部相似,但上皮细胞较矮。微绒毛、侧突和质膜内褶等不如曲部发达(图 12-9)。

近端小管是对原尿重吸收的主要部位。原尿中全部葡萄糖、氨基酸、蛋白质及大部分水、各种离子和尿素等均在此处被重吸收。近端小管上皮细胞还向管腔内分泌和排出某些代谢产物,如 H^+、NH_3、肌酐和马尿酸等。

2)细段(thin segment):位于髓放线及肾锥体内,管径最细,管壁较薄,由单层扁平上皮围成,细胞含核部分突向管腔,细胞质着色较浅,无刷状缘(见图12-9)。细段管壁薄,有利于水和电解质的通透,并可减慢原尿在近端小管内的流速,有利于近端小管的重吸收。

3) 远端小管(distal tubule):包括远端小管直部(远直小管)和远端小管曲部(远曲小管)两段。与近端小管相比,远端小管较细,管腔较大而规则,管壁上皮细胞呈立方形,比近端小管的细胞小,核位于中央或靠近管腔,细胞质着色较近端小管浅,游离面无刷状缘。

远直小管:电镜下,细胞游离面微绒毛短而少,侧面有少量侧突,基底部质膜内褶发达,褶间细胞质内有多而长的线粒体纵向排列(见图12-9),基底部质膜上有丰富的钠泵,能主动向间质内转运 Na^+。

远曲小管:其结构与直部相似,但质膜内褶不如直部发达(见图12-9)。远曲小管是离子交换的重要部位,细胞能吸收水、Na^+,排出 K^+、H^+、NH_3等,对维持体液酸碱平衡有重要作用。其功能活动受醛固酮和抗利尿激素的调节,醛固酮能促进此段重吸收 Na^+ 和排出 K^+,抗利尿激素促进此段对水的重吸收,使尿液浓缩,尿量减少。

2. 集合管(collecting tubule) 包括弓形集合管、直集合管和乳头管三段(见图12-3)。弓形集合管位于皮质迷路内,一端与远曲小管末端相接,另一端弓形弯入髓放线,与直集合管相通,直集合管在髓放线和肾锥体内下行,至肾乳头处称乳头管。集合管管径由细变粗,管壁由单层立方上皮逐渐增高为单层柱状上皮,至乳头管处成为单层高柱状上皮。集合管上皮细胞分界清楚,核圆,位于中央或靠近基底部,细胞质着色淡而清亮(图12-11)。集合管的功能与远曲小管相同,也在醛固酮和抗利尿激素的调节下,进一步重吸收水和进行离子交换,使原尿进一步浓缩。

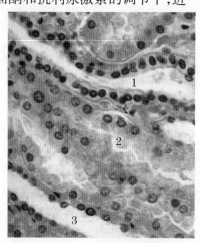

图12-11 肾髓放线

1.集合管;2.近端小管直部;3.远端小管直部

综上所述,肾小体滤过形成的原尿在流经肾小管和集合管后,绝大部分的水、营养物质和无机盐被重吸收,部分离子也在此进行交换;同时,肾小管上皮细胞将体内的部分代谢产物排入管腔中,最后形成浓缩的**终尿**,排出体外。成人每24小时终尿量为 1~2 L,仅占原尿的1%左右。

3. 球旁复合体(juxtaglomerular complex) 也称肾小球旁器,由球旁细胞、致密斑和球外系膜细胞组成。位于肾小体血管极处,大致呈三角形(见图12-4,图12-12)。

(1) **球旁细胞**(juxtaglomerular cell) 由入球微动脉近血管极处管壁内平滑肌细胞特化而成。细胞呈立方形,细胞质内含较多的分泌颗粒,主要功能是合成和分泌肾素(renin)。肾素释放入血,可促使血管收缩,血压升高。

(2) **致密斑**(macula densa) 由远端小管靠近血管极一侧的管壁上皮细胞特化形成的椭圆形斑状结构。致密斑的细胞呈高柱状,密集排列。致密斑是一种离子感受器,能感受远端小管内滤液中 Na^+ 浓度的变化,并调节远端小管对 Na^+ 的重吸收,最终调节血 Na^+ 浓度。

(3) **球外系膜细胞**(extraglomerular mesangial cell) 又称**极垫细胞**,是位于血管极三角形区域内的一群细胞。细胞的形态结构与球内系膜细胞相似,并与球内系膜细胞相延续。球外系膜细胞与球旁细胞、球内系膜细胞之间有缝隙连接,在球旁复合体的功能活动中可能起"信息"传递作用。

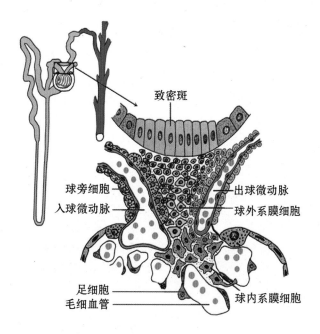

图 12-12 肾小体和球旁复合体光镜结构模式图

（三）肾间质

肾间质包括肾内的结缔组织、血管、神经等。肾间质在皮质较少,至髓质逐渐增多。肾间质内有一种特殊的星形有突起的**间质细胞**(interstitial cell),可产生前列腺素和形成间质中的纤维和基质。

（四）肾的血液循环

肾担负着滤过血液形成尿液的功能,因此有相应的血液循环途径和特点。肾的血液循环途径,如图 12-13。

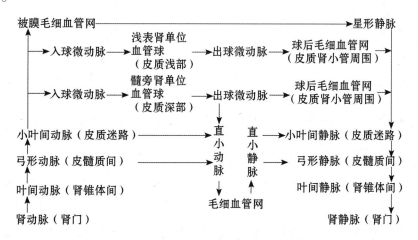

图 12-13 肾的血液循环示意图

肾血液循环的特点:①血流量大,流速快,约占心排血量的1/4,这是因为肾动脉直接起自腹主动脉,短而粗;②入球微动脉较出球微动脉粗,故血管球内压力较高,有利于滤过作用;③两次形成毛细血管网,即血管球毛细血管网和分布于肾小管周围的球后毛细血管网,由于血液流经血管球时大量水分滤出,因此球后毛细血管网内血浆渗透压较高,有利于肾小管上皮细胞重吸收的物质进入血液;④ 髓质内的直小血管与髓襻伴行,有利于肾小管与集合管的重吸收和尿液的浓缩。

二、排尿管道

排尿管道包括肾盂、肾盏、输尿管、膀胱和尿道。基本结构相似,均由黏膜、肌层和外膜三层组成(图 12-14)。

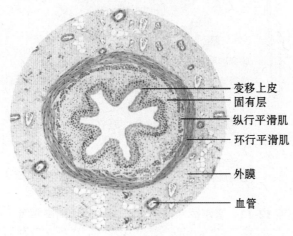

变移上皮
固有层
纵行平滑肌
环行平滑肌
外膜
血管

图 12-14　输尿管横切面光镜结构模式图

(一) 黏膜

上皮为变移上皮(尿道除外),其细胞的层数与形态随器官的功能状态而变化。固有层为富含弹性纤维的结缔组织。

(二) 肌层

肌层由平滑肌组成,一般为内纵、外环两层,输尿管下 1/3 段至膀胱的肌层为内纵、中环、外纵三层。

(三) 外膜

除膀胱顶部为浆膜外,其余为纤维膜。

思考题

1. 简述肾小体的位置、形态结构和功能。
2. 简述近端小管、远端小管和集合管的形态结构特点及功能。
3. 简述球旁复合体的组成、结构及功能。

(岳黎敏)

第十三章　内分泌系统

◉学习目标

掌握:甲状腺、肾上腺及垂体的结构和功能。

熟悉:内分泌腺的一般结构特点;甲状旁腺的结构和功能。

了解:内分泌系统的组成;弥散神经内分泌系统的概念。

内分泌系统是机体的调节系统,与神经系统相辅相成,共同维持内环境的稳定和调节机体的功能。内分泌系统是由内分泌腺(如甲状腺、甲状旁腺、肾上腺和垂体等)和位于其他器官的内分泌细胞团(如胰岛,黄体等)以及散在分布的内分泌细胞(如胃和肠的内分泌细胞)组成。

内分泌腺的结构特点是腺细胞排列成索状、团状或围成滤泡;腺细胞之间有丰富的有孔毛细血管或血窦;无导管。内分泌细胞依分泌激素的化学性质分为**含氮激素分泌细胞和类固醇激素分泌细胞**两类。机体内大部分内分泌细胞为含氮激素分泌细胞,超微结构特点与蛋白质分泌细胞相似,而类固醇激素分泌细胞的细胞质内含有丰富的滑面内质网、较多的管状嵴线粒体和脂滴。

大多数内分泌细胞分泌的激素通过血液循环作用于远距离的特定细胞,少部分内分泌细胞分泌的激素可直接作用于临近的细胞。激素作用的特定器官或特定细胞,称为该激素的靶器官或靶细胞。靶细胞具有特异性受体,只能与特定的激素相结合而产生效应。

一、甲状腺

甲状腺表面包有薄层结缔组织被膜,腺实质被分为许多小叶。腺实质由大量甲状腺滤泡(thyroid follicle)和滤泡旁细胞(parafollicular cell)构成。滤泡间有少量结缔组织,有孔毛细血管丰富(见图 13-1)。

(一) 甲状腺滤泡

甲状腺滤泡大小不等,呈圆形或不规则形,由单层排列的立方形**滤泡上皮细胞**(follicular epithelial cell)围成,滤泡腔内充满其嗜酸性的分泌物,即**胶质**(colloid)。在功能活跃时,滤泡上皮细胞增高呈低柱状,而胶质减少;功能低下时,细胞变矮呈扁平状,滤泡腔内胶质增多。滤泡上皮细胞分泌**甲状腺激素**。其形成经过合成、贮存、碘化、重吸收、分解和释放等过程。

滤泡上皮细胞从血液摄取氨基酸,经粗面内质网和高尔基复合体形成含**甲状腺球蛋白**的分泌颗粒,再以胞吐方式释放到滤泡腔内贮存。滤泡上皮细胞从血液摄取的 I^- 在**过氧化物酶**作用下活化,也进入滤泡腔,与甲状腺球蛋白结合成**碘化的甲状腺球蛋白**。滤泡上皮细胞在腺垂体分泌的促甲状腺激素的作用下,胞吞滤泡腔内的碘化甲状腺球蛋白,形成**胶质小泡**(colloid vesicle)。胶质小泡与溶酶体融合后,碘化的甲状腺球蛋白被分解为甲状腺激素,甲状腺激素经细胞基底部释放入血。

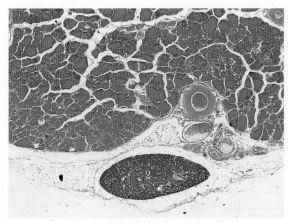

A.低倍镜像

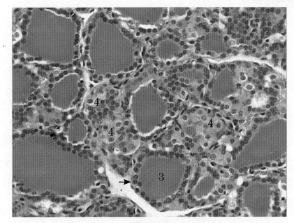

B.甲状腺高倍镜像

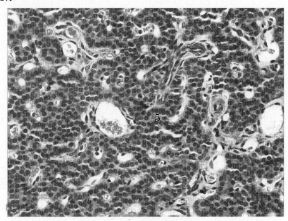

C.甲状旁腺高倍镜像

图 13-1　甲状腺和甲状旁腺光镜像

1.甲状腺;2.甲状旁腺;3.胶质;4.滤泡旁细胞;5.主细胞;↑滤泡上皮细胞

甲状腺激素能促进机体的新陈代谢,提高神经系统的兴奋性,促进生长发育。婴幼儿甲状腺功能减退症又称呆小症,因大脑和骨骼的生长发育受阻,主要表现为身材矮小和智力低下。

（二）滤泡旁细胞

滤泡旁细胞常成团分布在滤泡间的结缔组织内,或单个散在于滤泡上皮细胞间。细胞体积稍大,呈卵圆形;细胞质着色浅。电镜下,位于滤泡上皮细胞间的滤泡旁细胞顶部被相邻的滤泡上皮细胞覆盖。滤泡旁细胞分泌**降钙素**。降钙素可促进成骨细胞的功能,抑制肠和肾小管对 Ca^{2+} 的吸收,从而使血清钙浓度降低。

二、甲状旁腺

甲状旁腺通常位于甲状腺左右叶的背面,其内腺细胞排列成团索状,有孔毛细血管丰富。甲状旁腺的腺细胞分主细胞和嗜酸性细胞两种(图 13-1)。**主细胞**数量多,呈多边形,细胞质着色浅,分泌**甲状旁腺激素**,主要促进破骨细胞的活动,使骨盐溶解,并能促进肠和肾小管对 Ca^{2+} 的吸收,从而使血钙升高;**嗜酸性细胞**单个或成群存在于主细胞之间,体积较大,细胞质内含有许多嗜酸性颗粒。嗜酸性细胞从青春期开始出现,并随年龄增长而增多,其功能目前仍不清楚。

三、肾上腺

肾上腺表面包有结缔组织被膜,肾上腺实质由周边的皮质和中央的髓质两部分构成(图13-2)。

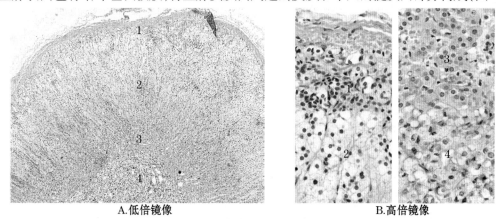

A.低倍镜像　　　　　　　　　　　　　B.高倍镜像

图 13-2　肾上腺光镜像

1. 皮质球状带;2. 皮质束状带;3. 皮质网状带;4. 髓质

(一) 皮质

皮质约占肾上腺体积的80%。依据腺细胞的形态和排列特征,皮质从外向内分为球状带(zona glomerulosa)、束状带(zona fasciculata)和网状带(zona reticularis)三个带。

1. **球状带**　较薄,细胞聚集成许多球团。细胞较小,呈锥形;核小,着色深;细胞质较少。球状带细胞分泌**盐皮质激素**,主要是**醛固酮**,能促进肾远曲小管和集合管重吸收 Na^+ 及排出 K^+,以维持体液的水、电解质平衡。

2. **束状带**　最厚,细胞排列成放射状的单行或双行细胞索。细胞较大,呈多边形;核较大,着色浅;细胞质富含脂滴而呈泡沫状,着色浅。束状带细胞分泌**糖皮质激素**,主要是**皮质醇**,可促进蛋白质和脂肪转变为糖,还有抑制免疫反应和抗炎症作用。

3. **网状带**　细胞排列成索并相互吻合成网的细胞索。细胞较小,呈多边形;核小,着色深;细胞质含较多脂褐素。网状带细胞主要分泌**雄激素**和少量雌激素。

肾上腺皮质细胞分泌的激素均属类固醇激素,腺细胞都具有类固醇激素分泌细胞的超微结构特点。

(二) 髓质

髓质主要由排列成团索状的髓质细胞组成。髓质细胞呈多边形,用含铬盐的固定液固定,细胞质内可见黄褐色的嗜铬颗粒,故称**嗜铬细胞**(chromaffin cell)。嗜铬细胞分为**肾上腺素细胞**和**去甲肾上腺素细胞**两种,在交感神经节前纤维的支配下分别分泌**肾上腺素**和**去甲肾上腺素**。

肾上腺素主要使心率加快和心肌收缩力加强,去甲肾上腺素主要使血压升高。二者与糖皮质激素共同参与机体的应激反应。

知识链接 ●●●

肾上腺髓质还有少量散在分布的神经元,即交感神经节细胞。此细胞和嗜铬细胞均由胚胎时期的交感神经节细胞迁入肾上腺分化形成。与肾上腺髓质相接触的交感神经节细胞失去轴突,分化为分泌激素的嗜铬细胞。故肾上腺髓质实际是交感神经系统的延伸部分。

皮质和髓质均有丰富的血窦,且二者相延续。从皮质进入髓质的血液含较高浓度的皮质激素,其中糖皮质激素可促进肾上腺素的分泌。故皮质和髓质为协同作用的统一体。

四、垂体

垂体(hypophysis)表面包有结缔组织被膜。垂体分为位于前方的**腺垂体**(adenohypophysis)和位于后方的**神经垂体**(neurohypophysis)两部分。神经垂体分为稍向后膨出的**神经部**(pars nervosa)和位于上方与下丘脑相连的**漏斗**两部分。腺垂体分为向前膨出的**远侧部**(pars distalis)、位于远侧部与神经部间狭窄的**中间部**和包在漏斗周围的**结节部**三部分(图 13-3)。

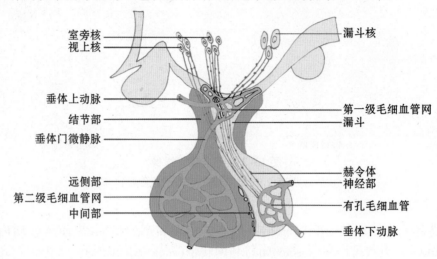

图 13-3　垂体矢状面结构模式图

（一）腺垂体

1. **远侧部**　腺细胞多排列成团索状,血窦丰富。在 HE 染色切片中,依据腺细胞着色差异,可将其分为嗜色细胞(chromophil cell)和嫌色细胞(chromophobe cell)两类,而嗜色细胞又分为嗜酸性细胞(acidophilic cell)和嗜碱性细胞(basophilic cell)两类(图 13-4)。

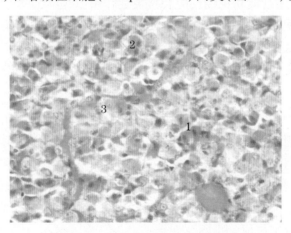

图 13-4　腺垂体远侧部(光镜像)
1. 嗜酸性细胞;2. 嗜碱性细胞;3. 嫌色细胞

（1）**嗜酸性细胞**　约占远侧部腺细胞总数的 40%。细胞呈圆形或椭圆形,细胞质含嗜酸性分泌颗粒。根据分泌激素的不同,嗜酸性细胞分为**生长激素细胞**和**催乳激素细胞**两种。

生长激素细胞分泌**生长激素**,主要促进骨和肌肉的生长发育。生长激素分泌过多在骨骺闭合前导致巨人症,在骨骺闭合后导致肢端肥大症。在幼年时期,生长激素缺乏导致侏儒症。催乳激素细胞分泌**催乳激素**,在妊娠和哺乳期此细胞增多增大,主要促进乳腺的发育和乳汁的分泌。

(2)**嗜碱性细胞** 约占远侧部腺细胞总数的10%。细胞呈椭圆形或多边形,细胞质含嗜碱性分泌颗粒。根据分泌激素的不同,嗜碱性细胞分为**促甲状腺激素细胞**、**促肾上腺皮质激素细胞**和**促性腺激素细胞**三种。

促甲状腺激素细胞分泌**促甲状腺激素**,能促进甲状腺素的合成和分泌;促肾上腺皮质激素细胞分泌**促肾上腺皮质激素**,主要促进肾上腺皮质束状带分泌糖皮质激素;促性腺激素细胞分泌**卵泡刺激素和黄体生成素**,均作用于两性的性腺,促进性激素的合成及生殖细胞的发生(详细内容参考生殖系统)。

(3)**嫌色细胞** 约占远侧部腺细胞总数的50%。细胞体积小,呈圆形或多边形,细胞质着色浅,故细胞界限不清。嫌色细胞可能是释放了分泌颗粒的嗜色细胞,也可能是还未分化为嗜色细胞的幼稚细胞。

2.**中间部** 人的中间部已退化,仅占垂体体积的2%,由一些大小不等的滤泡及其周围的嫌色细胞及嗜色细胞构成。滤泡的功能不明。

3.**结节部** 在漏斗的前方较厚,后方较薄或缺如。此区含丰富的纵行血管。腺细胞呈索状,纵向排列于血管之间,腺细胞主要是嫌色细胞和少量嗜色细胞。

4.**腺垂体和下丘脑的关系** 腺垂体和下丘脑的联系是通过垂体门脉系统实现的。腺垂体的血液供应主要来自于大脑基底动脉环发出的垂体上动脉,在神经垂体漏斗处形成**第一级毛细血管网**,继而在腺垂体的结节部汇合为数条**垂体门微静脉**,下行至远侧部,再度分支为血窦,形成**第二级毛细血管网**。垂体门微静脉及两端的毛细血管网共同构成**垂体门静脉系统**(hypophyseal portal system)。

下丘脑漏斗核等神经核的部分神经元具有内分泌功能,属**神经内分泌细胞**(neuroendocrine cell)。这些神经元的轴突伸至漏斗,形成下丘脑腺垂体束。其合成的激素在轴突末端释放,经垂体门静脉系统到达腺垂体的远侧部。这些激素分别调节腺垂体各种内分泌细胞的分泌活动。其中起促进作用的称**释放激素**,而起抑制作用的称为**释放抑制激素**。

(二)神经垂体

神经垂体主要由无髓神经纤维、神经胶质细胞和丰富的血窦构成(图13-5)。

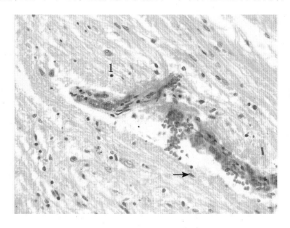

图13-5 神经垂体神经部光镜像
1.无髓神经纤维;↑神经胶质细胞

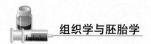

无髓神经纤维来自于下丘脑**视上核**和**室旁核**的神经内分泌细胞的轴突。它们的轴突经神经垂体的漏斗伸至神经部。这些神经内分泌细胞除具有一般神经元的结构外,还含有许多分泌颗粒。分泌颗粒沿轴突运输,常在其沿途和终末聚集成团,形成光镜下大小不等的弱嗜酸性团块,即**赫令体**(Herring body)。神经部的胶质细胞又称**垂体细胞**,其形状大小不一,细胞质内常含脂滴和脂褐素。垂体细胞具有支持和营养神经纤维的作用。

下丘脑视上核和室旁核的神经内分泌细胞能合成**抗利尿激素**和**缩宫素**(又称**催产素**)。这些激素在神经内分泌细胞的胞体合成,经轴突运输到神经部贮存并释放入血。抗利尿激素在生理水平主要促进肾远曲小管和集合管对水的重吸收;在机体脱水和失血等情况下,抗利尿激素释放量明显增加,能使小血管广泛收缩,维持血压,故又称**血管加压素**。缩宫素主要刺激妊娠子宫平滑肌收缩,还可促进乳汁排出。

五、弥散神经内分泌系统

体内除了独立的内分泌腺外,还有许多散在于其他器官的内分泌细胞。这些内分泌细胞都能够摄取胺前体(氨基酸),并在细胞内脱羧,产生胺和(或)肽,具有这种特性的细胞通称为摄取胺前体脱羧细胞(amine precursor uptake and decarboxylation cell),简称 APUD 细胞。神经系统内的神经内分泌细胞也能合成和分泌与 APUD 细胞相同的胺类和肽类激素,因此有学者提出将神经内分泌细胞和 APUD 细胞,统称为弥散神经内分泌系统(diffuse neuroendocrine system,DNES)。DNES 把神经系统和内分泌系统联系起来,构成一个整体,共同调节机体的生理活动。

思考题

1. 简述内分泌腺的结构特点。
2. 简述甲状腺的结构和功能。
3. 简述肾上腺皮质的分层,各层的结构和功能。
4. 简述腺垂体远侧部的结构和功能。

(金　洁)

第十四章 男性生殖系统

⊙学习目标

掌握:生精小管的结构;精子发生过程;血-睾屏障;支持细胞的结构及功能;间质细胞的结构及功能。

熟悉:睾丸的一般结构。

了解:附睾与输精管的结构;前列腺的结构和功能。

男性生殖系统(male reproductive system)由睾丸、生殖管道、附属腺及外生殖器组成。睾丸是产生精子和分泌雄性激素的器官,生殖管道能促进精子成熟,并营养、贮存、运输精子。附属腺和生殖管道的分泌物参与精液的组成。

一、睾丸

睾丸(testis)表面覆以浆膜(鞘膜脏层),深部为致密结缔组织构成的**白膜**(tunica albuginea),白膜在睾丸后缘局部增厚,形成**睾丸纵隔**(mediastinum testis)。纵隔的结缔组织呈放射状伸入睾丸实质,将睾丸实质分成约 250 个睾丸小叶。每个小叶内有 1~4 条**生精小管**(seminiferous tubule),小管之间填充疏松结缔组织,构成睾丸间质。生精小管接近纵隔处变为短而直的**直精小管**(tubulus rectus),进入纵隔后汇成**睾丸网**(rete testis)(图 14-1,图 14-2)。

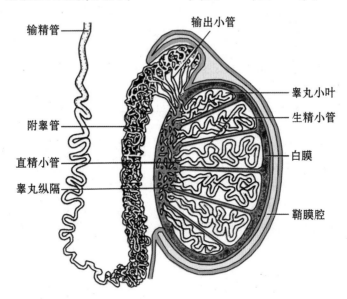

图 14-1 睾丸与附睾模式图

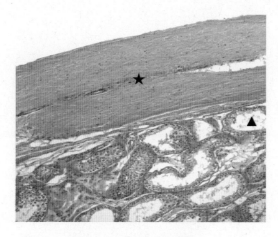

图 14-2　睾丸（光镜像）
▲生精小管　★白膜

（一）生精小管

生精小管高度盘曲于睾丸小叶内，又称精曲小管，直径 150～250 μm，长 30～70 cm。管壁由**生精上皮**（spermatogenic epithelium）构成，基膜明显，外侧有胶原纤维和梭形的肌样细胞，肌样细胞收缩有助于精子排出。生精上皮由**生精细胞**（spermatogenic cell）和**支持细胞**（sustentacular cell）组成（图 14-3）。

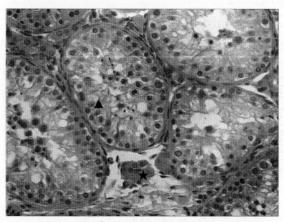

图 14-3　生精小管和睾丸间质（光镜像）
▲生精小管　★睾丸间质

1. **生精细胞**　自生精小管基底部至腔面，依次有精原细胞、初级精母细胞、次级精母细胞、精子细胞和精子。**精子发生**（spermatogenesis）是指精原细胞形成精子的过程，在人类约为 64 日。

（1）**精原细胞**（spermatogonium）　紧贴基膜，圆形或卵圆形，体积较小，核呈圆形或椭圆形，染色浅。青春期后，精原细胞不断增殖，其中一部分保持在基膜上，继续作为干细胞；另一部分体积增大，离开基膜向管腔面移动，形成初级精母细胞。

（2）**初级精母细胞**（primary spermatocyte）　位于精原细胞的近腔侧，体积较大呈圆形，核大而圆，染色深。初级精母细胞经第一次减数分裂后，产生两个次级精母细胞。由于第一次减数分裂的分裂前期历时较长，所以在生精小管的切面中常可见数层处于不同分裂时期的初级精母细胞。

（3）**次级精母细胞**（secondary spermatocyte）　位置靠近腔面,体积较小,核圆,染色较深。次级精母细胞形成后迅速进入并完成第二次减数分裂,产生两个精子细胞,因其存在时间短,所以在生精小管的切片标本中不易见到。

（4）**精子细胞**（spermatid）　位于生精小管的近腔面,数量较多,体积较小呈圆形,核圆,染色深。精子细胞经过复杂的形态变化后形成精子(图14-4),这一过程包括:①高尔基复合体产生顶体,位于核的一端。②中心体移至核的另一端,其中一个中心粒的微管延长,形成轴丝,构成精子尾部的主要结构;③细胞核变长,染色质高度浓缩,形成精子头部的主要结构。④线粒体聚集,分布在轴丝近核段的周围,形成线粒体鞘。⑤多余细胞质汇集于尾部,形成残余细胞质脱落,被支持细胞吞噬。

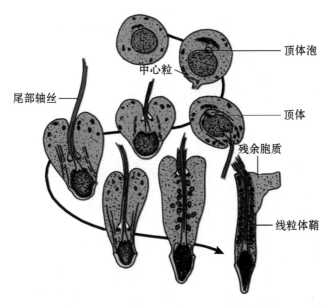

图 14-4　精子形成示意图

（5）**精子**（spermatozoon）　人的精子形似蝌蚪,分为头和尾两部。头部嵌入支持细胞的顶部细胞质中,尾部游离于生精小管腔内。头内有一个高度浓缩的细胞核,核的前2/3有顶体覆盖。**顶体**（acrosome）是特殊的溶酶体,内含多种水解酶,在受精过程中发挥重要作用。精子的尾部又称鞭毛,能摆动,是精子的运动装置,分为颈段、中段、主段和末段四部分。颈段有中心粒,发出轴丝,轴丝构成整个尾部的中轴,由9+2排列的微管构成;中段的轴丝外有9根纵形的外周致密纤维,其外侧包有线粒体鞘;主段较长,没有线粒体鞘,外周致密纤维外有纤维鞘;末段短,轴丝外紧贴细胞膜(见图14-5)。

2. **支持细胞**　支持细胞呈不规则的长锥体形,从生精上皮基底面一直伸达腔面。由于其侧面镶嵌着各级生精细胞,故光镜下细胞轮廓不清。核为卵圆形或不规则形,着色浅,核仁大而明显。电镜下,细胞质内有发达的高尔基复合体、丰富的滑面内质网、粗面内质网、线粒体、溶酶体、糖原颗粒及许多微管和微丝。成人的支持细胞高度分化,数量恒定。相邻支持细胞侧面的细胞膜形成紧密连接,将生精上皮分为基底室和近腔室两部分。基底室位于生精上皮基膜与支持细胞紧密连接之间,内有精原细胞。近腔室位于紧密连接上方,与生精小管管腔相通,内有精母细胞、精子细胞和精子(见图14-6)。**生精小管和血液之间存在着血 – 睾屏障**（blood – testis barrier）,其组成包括毛细血管内皮及其基膜、结缔组织、生精上皮基膜和支持细胞的紧密连接,其中紧密连接最重要。

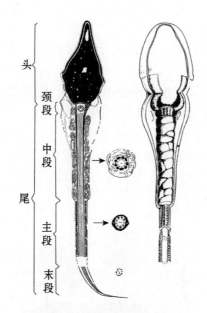

图 14-5　精子超微结构模式图

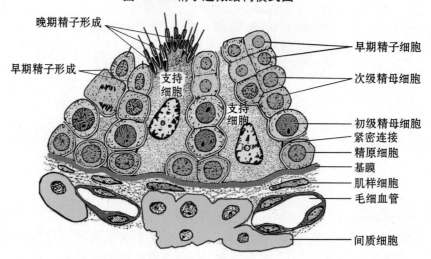

图 14-6　生精上皮与睾丸间质细胞模式图

支持细胞具有多方面的功能,主要包括:① 支持、营养、保护生精细胞;② 通过微丝和微管的收缩使不断成熟的生精细胞向腔面移动,并促使精子释放入管腔;③ 吞噬精子形成时脱落的细胞质;④ 合成和分泌雄激素结合蛋白,可与雄激素结合,提高生精小管内雄激素的水平,促进精子发生;⑤ 分泌抑制素,反馈性抑制腺垂体远侧部分泌卵泡刺激素;⑥ 支持细胞的紧密连接参与构成血 – 睾屏障,可阻止大分子物质进出生精上皮,形成并维持有利于生精细胞发育的微环境,同时防止精子抗原物质外逸引发自身免疫反应。

知识链接 ···

血 – 睾屏障与男性自身免疫性不育

免疫性不育是指因免疫性因素而导致的不育,占不育症患者中的 10% ~ 30%,临床上最多见的是抗精子抗体产生所导致的免疫性不育。对于男性,精子虽为自身抗原,但它于青春期才出现,被自身免疫系统视为"异己"。由于血 – 睾屏障阻碍了精子抗原与机体免疫系统的接触,一般不会产生抗精子免疫反应。若血-睾屏障发育不完善或遭到破坏,如手术、外伤、炎症等,导致精子外溢或巨噬细胞进入生殖管道吞噬消化精子细胞,精子抗原就会激活免疫系统,从而产生抗精子抗体,造成自身免疫性不育。

（二）睾丸间质

睾丸间质位于生精小管之间,为富含血管和淋巴管的疏松结缔组织,含有睾丸间质细胞(testicular interstitial cell)。细胞呈圆形或多边形,核圆,细胞质呈嗜酸性,含有脂滴和脂褐素,常成群分布在血管周围(见图14-3,图14-6)。电镜下可见其具有分泌类固醇激素细胞的特点。自青春期开始,睾丸间质细胞在黄体生成素的作用下,分泌雄激素(androgen)。雄激素可促进精子发生及男性生殖器官发育,并维持第二性征和性功能。

（三）直精小管和睾丸网

生精小管近睾丸纵隔处变成短而细的直行管道,称为**直精小管**。管壁上皮为单层立方或矮柱状,无生精细胞。直精小管进入睾丸纵隔内分支吻合成网状的管道,称为**睾丸网**,由单层立方上皮构成,管腔大而不规则。

二、生殖管道

男性生殖管道包括附睾、输精管和尿道,为精子的成熟、贮存及运输提供有利的微环境。

（一）附睾

附睾的头部主要由输出小管组成,体和尾由附睾管组成,尾部是贮存精子的主要部位。精子在附睾内停留8～17日,并经历一系列成熟变化,获得运动能力,达到功能上的成熟。

1. 输出小管(efferent duct)　管壁上皮由无纤毛的低柱状细胞和有纤毛的高柱状细胞相间排列而成,故腔面高低不平。上皮基膜外有少量平滑肌环绕(图14-7)。输出小管由睾丸网发出,其末端与附睾管相连。

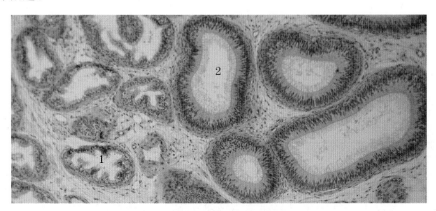

图14-7　输出小管与附睾管（光镜像）
1. 输出小管;2. 附睾管

2. 附睾管(epididymal duct)　管腔较大,腔面较平整,内有大量精子和分泌物。上皮为假复层柱状上皮,由主细胞和基细胞组成。主细胞呈柱状,表面有细长的微绒毛,称静纤毛。主细胞可分泌促进精子成熟的物质。上皮外侧有富含血管的疏松结缔组织和少量环形平滑肌(图14-7)。

（二）输精管

输精管管壁分黏膜、肌层、外膜三层。黏膜形成数条纵行皱襞突向管腔内。黏膜表面为较薄的假复层柱状上皮,固有层含弹性纤维较多;肌层厚,由内纵、中环、外纵三层平滑肌组成;外膜为结缔组织。射精时肌层强有力地收缩,有助于精子快速排出。

三、附属腺

附属腺包括前列腺、精囊腺和尿道球腺。附属腺和生殖管道的分泌物以及精子共同组成**精液**(semen)。精液呈乳白色,每次射精量为 3～5 ml,每毫升含 1 亿～2 亿个精子。若每毫升精液中精子的数量低于 400 万个,或形态异常、活动能力明显减弱的精子较多(超过 20%)、精浆成分改变等,常可导致不育症。

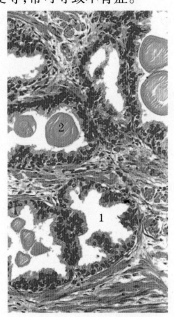

图 14-8　前列腺光镜像
1. 腺泡;2. 凝固体

前列腺(prostate gland)呈板栗状,环绕于尿道起始端。腺的被膜与支架组织均由富含弹性纤维和平滑肌纤维的结缔组织构成。腺实质主要由 30～50 个复管泡状腺组成,有 15～30 条导管分别开口于尿道精阜两侧。腺泡大小不一,形态不规则。腺上皮可为单层立方、单层柱状或假复层柱状上皮多种,故腺腔很不规则。腺腔中分泌物常浓缩形成圆形或卵圆形的嗜酸性板层小体,称为**前列腺凝固体**,随着年龄的增长而增多,并可钙化形成结石(图 14-8)。

前列腺实质部分根据位置的不同可分为三个带:① 尿道周带(又称黏膜腺),位于尿道黏膜内,最短小;② 内带(又称黏膜下腺),位于尿道黏膜下层,较长;③ 外带(又称主腺),构成前列腺的大部,包绕尿道最外周,导管最长。

前列腺分泌物为稀薄的乳白色液体,富含酸性磷酸酶和纤维蛋白溶酶,还有柠檬酸和锌等物质。慢性前列腺炎时,纤溶酶原激活因子异常,引起精液不液化,影响精子的运动及受精能力。前列腺增生多发生在黏膜腺和黏膜下腺,压迫尿道,造成排尿困难。

知识链接 ···

前 列 腺 素

1930 年,尤勒(von Enler)发现,人、猴、羊的精液中存在一种能引起平滑肌兴奋和血压降低的激素类物质,当时设想此物质可能是由前列腺所分泌,命名为前列腺素(prosta glandin,PG)。但实际上,前列腺分泌物中所含该类活性物质并不多,精液中前列腺素主要来自精囊。前列腺素在体内几乎无所不在,女性也能分泌前列腺素,由于前列腺素能引起子宫强烈收缩,故常应用于晚期的引产、人工流产以及避孕等方面。若女性子宫内膜合成前列腺素增多时,会导致痛经。享有"菜中皇后"美誉的洋葱是目前所知道的唯一含有前列腺素的蔬菜。

思考题

1. 简述睾丸生精小管的组织结构。
2. 叙述睾丸支持细胞的结构及功能。
3. 简述睾丸间质细胞的分布、结构和功能。

(朱劲华)

第十五章 女性生殖系统

◉学习目标

　　掌握:卵泡生长发育、成熟过程的结构变化和功能;排卵的概念;黄体的结构与功能;子宫内膜的周期性变化,各期的结构特点及与卵巢功能的关系。

　　熟悉:卵巢、子宫壁的一般结构。

　　了解:垂体激素和卵巢结构和功能的关系;输卵管、阴道、乳腺的结构。

　　女性生殖系统(female reproductive system)由卵巢、输卵管、子宫、阴道及外生殖器组成。卵巢是产生卵子和分泌性激素的器官,输卵管输送卵子,是受精部位。子宫是产生月经和孕育胎儿的部位。

一、卵巢

　　卵巢表面覆盖一层**表面上皮**,幼年时为单层立方或柱状,后逐渐变成单层扁平上皮。上皮深部为薄层致密结缔组织构成的**白膜**。卵巢实质分为周围的**皮质**和中央的**髓质**。皮质较厚,含不同发育阶段的卵泡、黄体和白体等,这些结构之间为特殊的结缔组织,富含网状纤维和梭形基质细胞。髓质较小,由疏松结缔组织构成,与皮质无明显分界,内有许多血管和淋巴管等。近卵巢门处的结缔组织有少量平滑肌束和**门细胞**(hilus cell,图 15-1)。门细胞体积较大,细胞结构与睾丸间质细胞类似,为多边形或卵圆形,细胞质呈嗜酸性,富含胆固醇和脂色素等,具有分泌雄激素功能。在妊娠期和绝经期,门细胞较明显。当门细胞增生或发生肿瘤时,患者常伴有男性化症状。

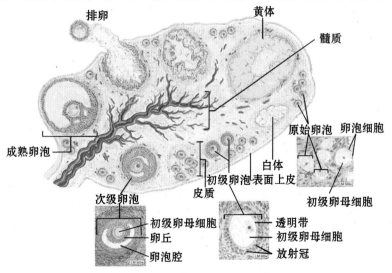

图 15-1　卵巢结构模式图

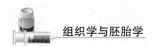

（一）卵泡的发育与成熟

卵泡的发育从胚胎时期已经开始，出生时两侧卵巢有 100 万～200 万个原始卵泡，至青春期仅存约 4 万个。从青春期至绝经期，卵巢每隔 28 日左右有一个卵泡发育成熟并排卵，通常左右卵巢交替排卵。女性一生中约排卵 400 余个，其余卵泡均在不同发育阶段退化为**闭锁卵泡**（atretic follicle）。

卵泡由一个**卵母细胞**和包围在其周围的许多**卵泡细胞**组成。卵泡发育是个连续的生长过程，可分为原始卵泡、生长卵泡和成熟卵泡三个阶段。

1. **原始卵泡**（primordial follicle）　是由中央一个初级卵母细胞和周围一层扁平的卵泡细胞组成（图 15-1）。位于皮质浅部，体积小，数量多，是处于静止状态的卵泡。**初级卵母细胞**（primary oocyte）圆形，较大，细胞质呈嗜酸性，核大而圆，着色浅，核仁明显；卵泡细胞较小，扁平形，与卵母细胞之间有许多缝隙连接，对卵母细胞起支持和营养作用。卵泡细胞与周围结缔组织之间有薄层基膜。初级卵母细胞是由胚胎时期的卵原细胞分裂分化形成，并长期停滞在第一次减数分裂前期的双线期，直至排卵前才完成第 1 次减数分裂，形成 1 个次级卵母细胞。

2. **生长卵泡**（growing follicle）　从青春期开始，在垂体分泌的 FSH 作用下，部分原始卵泡开始生长发育。初级卵母细胞体积增大，在靠近质膜的细胞质中出现电子致密的溶酶体，称为皮质颗粒。卵泡细胞由单层扁平变为立方形或柱状，随之细胞增殖成多层，最里面的一层卵泡细胞为柱状，呈放射状排列，称为放射冠。在初级卵母细胞与放射冠之间出现一层含糖蛋白的嗜酸性膜，称为**透明带**（zona pellucida）。此时的生长卵泡又称为**初级卵泡**（primary follicle，见图 15-1）。随后，卵泡细胞间出现一些不规则的腔隙，并逐渐合并成一个半月形的腔，称为**卵泡腔**（follicular antrum），腔内充满卵泡液，此时的生长卵泡称为**次级卵泡**（secondary follicle）（见图 15-1）。卵泡液含有雌激素、各种营养成分及多种生物活性物质，能促进卵泡进一步生长发育。随着卵泡液的增多及卵泡腔扩大，初级卵母细胞居于卵泡的一侧，并与其周围的透明带、放射冠及部分卵泡细胞一起突向卵泡腔，形成**卵丘**（cumulus oophorus）。分布在卵泡腔周边的卵泡细胞较小，改称**颗粒细胞**（granulosa cell），构成卵泡壁，称为**颗粒层**（stratum granulosum）。在卵泡生长过程中，卵泡周围富含基质细胞的结缔组织向卵泡聚集，形成**卵泡膜**（theca folliculi），卵泡膜逐渐分化为内、外两层。内层毛细血管丰富，基质细胞分化为多边形或梭形的**膜细胞**（theca cell），具有类固醇激素分泌细胞的特征；外层胶原纤维较多，并含有环形排列的平滑肌纤维。膜细胞合成雄激素，透过基膜后，在颗粒细胞内转化为**雌激素**，故雌激素是膜细胞与颗粒细胞协同产生的。雌激素少量进入卵泡腔，大部分进入血液循环。

3. **成熟卵泡**（mature follicle）　是卵泡发育的最后阶段。在卵泡刺激素（FSH）和黄体生成素（LH）共同作用下，卵泡由于卵泡液急剧增多而体积显著增大，直径可超过 2 cm，由于颗粒细胞不再增殖，卵泡壁越来越薄，卵泡逐渐向卵巢表面突出（见图 15-1）。在排卵前 24 小时内，初级卵母细胞完成第 1 次减数分裂，产生 1 个**次级卵母细胞**（secondary oocyte）和 1 个很小的**第一极体**（first polar body）。次级卵母细胞随即进入第 2 次减数分裂，并停滞在分裂中期。

（二）排卵

成熟卵泡破裂，次级卵母细胞连同周围的透明带、放射冠和卵泡液从卵巢排出的过程称为**排卵**（ovulation）。排卵前，成熟卵泡突出卵巢表面可达 1 cm，随着卵泡液增多，突向卵巢表面的卵泡壁、白膜和表面上皮均变薄，局部缺血，形成圆形透明的卵泡小斑。排卵时，卵丘与卵泡壁分离，小斑处的结缔组织被胶原酶和透明质酸酶分解，LH 促进颗粒细胞合成的前列腺素使卵泡膜外层的平滑肌收缩,导致小斑破裂。次级卵母细胞及其外周的透明带和放射冠细胞随卵泡液从卵巢排出,覆盖在卵巢表面的输卵管漏斗部的伞端将卵摄入。次级卵母细胞若在排卵后24小时内不受精,即退化消失;若与精子相遇受精,次级卵母细胞即完成第二次减数分裂,形成一个成熟的单倍体的**卵细胞**(ovum)和一个**第二极体**。

(三) 黄体

成熟卵泡排卵后,残留在卵巢内的卵泡壁塌陷,卵泡膜内的血管和结缔组织伸入颗粒层,在LH 的作用下,逐渐发育成为一个体积很大并富含血管的内分泌细胞团,新鲜时呈黄色,称为**黄体**(corpus luteum)(见图 15-1,图 15-2)。颗粒细胞增殖分化为**粒黄体细胞**(granular lutein cell),数量多,体积大,多边形,染色浅,位于黄体中央,分泌**孕激素**(progesterone);膜细胞分化为**膜黄体细胞**(theca lutein cell),数量少,体积小,圆形或多边形,细胞质和核皆染色较深,主要分布于黄体的周边,与粒黄体细胞协同分泌**雌激素**。这两种黄体细胞都具有类固醇激素分泌细胞的结构特点。

若排出的卵未受精,黄体仅维持两周左右即退化,称为**月经黄体**。黄体退化后,渐被致密结缔组织取代,成为瘢痕样的**白体**(corpus albicans,见图 15-1)。若受精,黄体继续发育增大,可维持 4~6 个月,称**妊娠黄体**。妊娠黄体除分泌大量的孕激素和雌激素外,粒黄体细胞还分泌**松弛素**(relaxin),可使子宫平滑肌松弛,以维持妊娠。

(四) 闭锁卵泡

卵巢内绝大多数卵泡不能发育成熟,它们在发育的各个阶段停止生长并退化,退化的卵泡称为**闭锁卵泡**。大多数卵泡的退化发

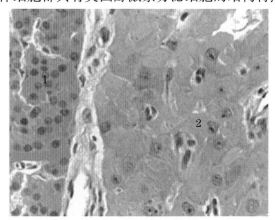

图 15-2　黄体(光镜像)
1. 膜黄体细胞;2. 粒黄体细胞

生在原始卵泡阶段,卵泡变性皱缩而逐渐消失。退化发生在生长卵泡或成熟卵泡阶段,卵母细胞自溶消失,死亡的卵泡细胞或颗粒细胞被巨噬细胞和中性粒细胞吞噬,透明带塌陷成为不规则的嗜酸性环状物,膜细胞可形成不规则的细胞索团,散在于结缔组织中,称为**间质腺**(interstitial gland),其细胞增大呈多边形,能分泌雌激素。猫及啮齿类动物的间质腺较发达,人类的间质腺很少。在妊娠期和哺乳期,卵巢内的闭锁卵泡增多,透明带的特异性抗原也随之增多,此抗原具有阻止受精的作用。

二、输卵管

输卵管分为子宫部、峡部、壶腹部和漏斗部,管壁由内向外依次分为黏膜、肌层和浆膜三层。管腔很不规则,黏膜突向管腔形成许多纵形、有分支的皱襞,壶腹部最发达,高而多分支,是受精发生的部位。

黏膜由上皮和固有层构成。黏膜上皮为单层柱状,由纤毛细胞和分泌细胞组成(见图 15-3)。纤毛细胞的纤毛向子宫方向摆动,将卵推向子宫并阻止病菌进入腹膜腔。分泌细胞的分泌物构成输卵管液,含有氨基酸、葡萄糖、果糖及少量乳酸等,可营养卵细胞、并促进卵的运行。输卵管上皮细胞在卵巢激素的作用下,会出现周期性变化,排卵前后两种细胞最为活跃,纤毛细胞变成高柱状,纤毛增多,分泌细胞顶部充满分泌颗粒,功能旺盛。黏膜固有层为薄层富含毛细血管的

结缔组织,并有少量散在的平滑肌纤维。

肌层由内环行和外纵行两层平滑肌组成。浆膜即腹膜,由间皮和富含血管的疏松结缔组织组成。

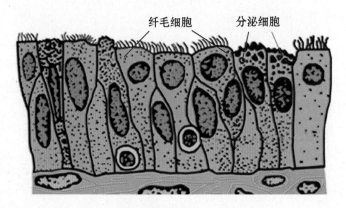

图 15-3　输卵管黏膜上皮模式图

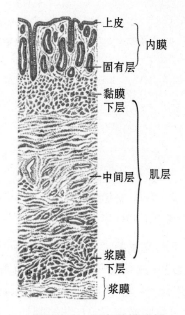

图 15-4　子宫壁模式图

三、子宫

子宫为肌性器官,腔窄壁厚,分底部、体部和颈部。子宫壁由内向外依次分为内膜(又称黏膜)、肌层和外膜(图 15-4)。

(一)子宫壁的一般结构

子宫内膜由单层柱状上皮和固有层构成。上皮由分泌细胞和少量纤毛细胞组成。固有层结缔组织较厚,血管丰富,并含有大量分化较低的梭形或星状基质细胞。上皮向固有层内凹陷形成许多单管状**子宫腺**(uterine gland),其在近肌层处末端常有分支。

子宫内膜可分为浅部的**功能层**(functional layer)和深部的**基底层**(basal layer)。功能层较厚,自青春期起,在卵巢激素的作用下,发生周期性剥脱出血,即**月经**(mensis)。妊娠时,胚泡植入功能层并在其中生长发育。基底层较薄,无周期性脱落变化,能增生修复功能层。子宫动脉的分支进入肌层的中间层后呈弓状行走,向子宫内膜发出许多分支,其主干进入功能层后呈螺旋状走行,称为**螺旋动脉**(coiled artery)(见图 15-5,图 15-6)。螺旋动脉再分支形成毛细血管网和血窦,然后汇合成小静脉,穿越肌层后汇入子宫静脉。螺旋动脉对卵巢激素极为敏感。

子宫肌层很厚,由分层排列的平滑肌组成,各层肌纤维相互交织,自内向外大致可分为黏膜下层、中间层和浆膜下层。中间层最厚,富含血管。成年妇女子宫平滑肌纤维长约 50 μm,妊娠期,受卵巢激素的作用,肌纤维显著增长,可长达 500 μm 以上,肌纤维可分裂增殖,结缔组织中未分化的间充质细胞也可分化为肌纤维,使肌层增厚。分娩后,部分肌纤维恢复正常大小,部分肌纤维凋亡消失,增大的子宫恢复原状。子宫平滑肌的收缩受激素的调节,其收缩活动有助于精子向输卵管运送及经血排出和胎儿娩出。

子宫外膜大部分为浆膜,只有颈部为纤维膜。

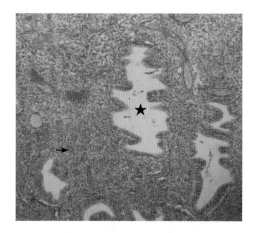

图 15-5　子宫内膜（光镜像）
★子宫腺；→螺旋动脉

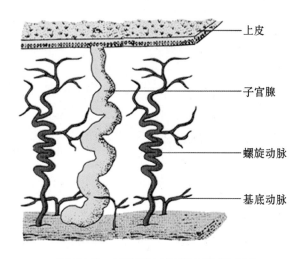

上皮

子宫腺

螺旋动脉

基底动脉

图 15-6　子宫腺与螺旋动脉模式图

（二）子宫内膜的周期性变化

　　自青春期起，在卵巢分泌的雌激素和孕激素的周期性作用下，子宫底部和体部的内膜功能层呈周期性变化，每 28 日左右发生一次内膜剥脱、出血、修复和增生，称为**月经周期**（menstrual cycle）（见图 15-7）。内膜周期性变化一般分为月经期、增生期和分泌期（见图 15-8）。

　　月经期（menstrual phase）为月经周期的第 1～4 日。由于卵巢内的月经黄体退化，雌激素和孕激素分泌量骤然下降，子宫内膜功能层的螺旋动脉发生持续性收缩，功能层缺血坏死。随后，螺旋动脉又突然短暂扩张，大量涌入的血液与坏死的功能层组织块一起从阴道排出。一次月经的血液排出量一般为 35 ml。在月经期末，功能层全部脱落，基底层子宫腺残端的细胞迅速分裂增生，并铺展在内膜表面，修复内膜上皮，进入增生期。

　　知识链接 ••

围绝经期功血

　　妇女卵泡已经不能发育成熟，无黄体形成，但仍可分泌一定量的雌激素。由于无黄体的调控，卵泡发育出现混乱，一批批卵泡前赴后继地发育，导致体内雌激素持续存在，所以子宫内膜也

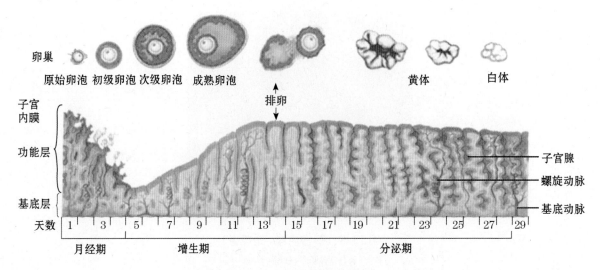

图 15-7 月经周期示意图

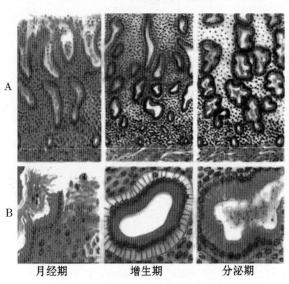

图 15-8 子宫内膜周期性变化

A. 低倍镜所见;B. 高倍镜所见

越长越厚。一旦体内雌激素水平出现波动,就会引起部分子宫内膜剥脱、出血,下一批卵泡分泌的雌激素促使这部分内膜得以修复、增生,同时其他部分内膜又出现脱落、出血,子宫内膜就是这样一边脱落、出血,一边又在修复增生,不断循环,因此围绝经期功血的特点是出血量大,出血时间长,需要补充孕激素进行治疗。

增生期(proliferative phase)又称卵泡期,为月经周期的第 5～14 日。此时卵巢内有一批原始卵泡开始生长,在卵泡分泌的雌激素作用下,子宫内膜由基底层子宫腺上皮细胞和基质细胞增生修补,并逐渐增厚。子宫腺增多,腺腔逐渐增大,腺上皮细胞呈柱状,细胞质内出现糖原。螺旋动脉也不断增长和弯曲。至增生期末,卵巢内的成熟卵泡排卵,子宫内膜进入分泌期。

分泌期(secretory phase)又称黄体期,为月经周期的第 15～28 日。此时卵巢已排卵,黄体形成。在黄体分泌的雌激素和孕激素作用下,子宫内膜继续增厚,子宫腺极度弯曲,腺腔膨胀,腔内充满含糖原的嗜酸性分泌物。固有层内组织液增多,基质水肿,基质细胞肥大,细胞质内充满糖原、脂滴。螺旋动脉增长并更弯曲。至分泌晚期,内膜可厚达 5 mm。排出的卵若受精,内膜进入妊娠期,继续增厚,将发育为蜕膜;排出的卵若未受精,卵巢内的月经黄体退变,孕激素和雌激素水平下降,内膜脱落又转入月经期。

分泌晚期,基质细胞增生并分化形成两种细胞。一种为前蜕膜细胞,细胞体积大而圆,细胞质中含有糖原及脂滴,妊娠后,前蜕膜细胞在妊娠黄体分泌的孕激素影响下,继续发育增大,成为蜕膜细胞;另一种细胞为内膜颗粒细胞,细胞体积较小,呈圆形,细胞质内颗粒含松弛素。

子宫内膜周期性变化直接受卵巢的控制,卵巢的周期性活动受腺垂体的调节,而垂体又受下丘脑弓状核的调控,血中高浓度的雌激素通过反馈而影响垂体和下丘脑的活动,因此下丘脑、垂体、卵巢和子宫内膜之间关系非常密切,被称为下丘脑 – 垂体 – 卵巢 – 子宫内膜轴。

四、阴道

阴道与子宫颈相延续,阴道壁由黏膜、肌层和外膜构成。黏膜突起形成很多横行皱襞。

阴道黏膜上皮为非角化的复层扁平上皮,表层细胞在雌激素作用下,合成大量糖原,脱落到阴道内,被阴道内的乳酸杆菌分解为乳酸,使阴道液呈酸性而抑制微生物生长。黏膜固有层含有丰富的毛细血管和弹性纤维。肌层较薄,肌束间有丰富的弹性纤维,使阴道壁易于扩张。外膜是富含弹性纤维的致密结缔组织。

五、乳腺

女性乳腺(mammary gland)的结构随年龄和生理状况发生明显的变化,青春期开始发育,并逐渐增大。妊娠期与哺乳期乳腺有泌乳功能,称为活动期乳腺。性成熟但未孕女性的乳腺称为静止期乳腺,

1. **乳腺的一般结构**　乳腺是实质性器官,外有结缔组织被膜。乳腺的实质被结缔组织分隔为 15 ~ 25 叶,每叶又分若干小叶。每个小叶为一个复管泡状腺,由腺泡和导管构成。腺泡上皮为单层立方或柱状,与基膜之间有肌上皮细胞。导管上皮由单层柱状逐渐移行为复层扁平上皮,小叶内导管最终都汇合成输乳管,开口于乳头。

2. **静止期乳腺**　主要由结缔组织构成,有大量的脂肪细胞,腺体不发达,仅有少量呈萎缩状态的腺泡和导管(图 15-9)。

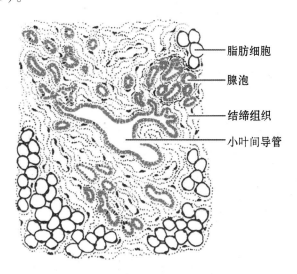

脂肪细胞
腺泡
结缔组织
小叶间导管

图 15-9　静止期乳腺仿真图

3. **活动期乳腺**　妊娠期,在雌激素和孕激素的作用下,乳腺腺体增多,导管和腺泡迅速增生,腺泡增大,结缔组织和脂肪细胞减少。妊娠后期,在催乳素的作用下,腺细胞开始分泌,腺泡腔内出现初乳和初乳小体(细胞质内有脂滴的巨噬细胞)。哺乳期乳腺中的腺体更加发达,腺腔中充满乳汁(图 15-10)。

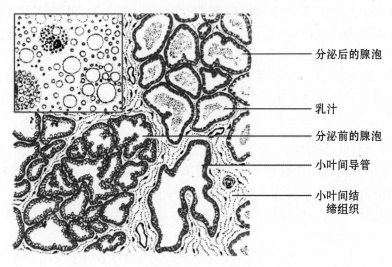

分泌后的腺泡

乳汁

分泌前的腺泡

小叶间导管

小叶间结缔组织

图 15-10　活动期乳腺仿真图

思考题

1. 简述卵泡的生长发育过程及形态结构的演变。
2. 简述黄体的结构与功能。
3. 联系卵巢变化叙述子宫内膜的周期性变化。

（朱劲华）

第十六章 人体胚胎学总论

人体胚胎学是研究人体出生前胚胎发生、发育逐步形成新个体的科学,其研究内容包括生殖细胞形成、成熟、受精、胚胎发育、胚胎与母体的关系、先天性畸形等。人胚胎在母体子宫中发育经历38周(约266日),可分为两个时期:① 从受精卵形成到第8周末为**胚期**(embryonic period),此期受精卵迅速分裂、分化,形成胚的各个阶段,最终发育成各器官、系统与外形都初具雏形的胎儿(fetus);② 从第9周至出生为**胎期**,此期胎儿逐渐长大,各器官、系统继续发育成形,部分器官出现一定的功能活动。本章重点讲述从受精至第8周末的发育时期,即胚期。此时期的胚胎发育变化甚大,并易受内、外环境因素的影响。

一、生殖细胞与受精

(一) 生殖细胞

人类的生殖细胞,包括精子和卵子,均为单倍体细胞,含23条染色体,其中一条是性染色体。它们的发生概况如图16-1。

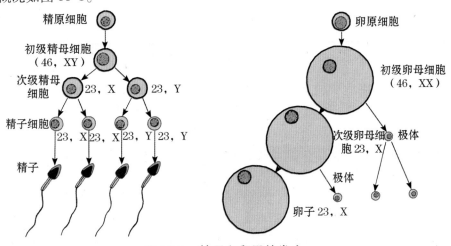

图 16-1 精子和卵子的发生

1. 精子的获能　由于精子头的外表有一层糖蛋白,能阻止顶体酶释放,因此射出的精子虽有运动能力,却无受精能力。只有在女性子宫和输卵管运行过程中,糖蛋白被降解,精子才能释放顶体酶,穿过卵子周围放射冠和透明带,获得受精能力,此现象称**获能**。一般来说,精子在女性生殖管道内只能维持一日的受精能力。

2. 卵子的成熟　从卵巢排出的次级卵母细胞处于第二次减数分裂的中期,只有受精时,在精子穿入的激发下,才完成第二次分裂,形成成熟的卵细胞。若排出的卵未受精,则在排出后 12～24 小时内退化。

(二) 受精

受精(fertilization)是成熟精子穿入卵子形成受精卵的过程,它始于精子细胞膜与卵子细胞膜的接触,终于两者细胞核的融合。受精一般发生在输卵管壶腹部。

当获能的精子与卵子周围的放射冠接触时,顶体前膜与精子头部表面的细胞膜多处局部融合,形成许多小孔,顶体内的水解酶逐渐释放出来,精子顶体的这种变化称为**顶体反应**(acrosome reaction,图 16-2)。释放的顶体酶先解离放射冠的卵泡细胞,继而分解透明带,形成一个精子穿过的通道,精子则与卵子直接接触,精子头侧面的细胞膜与卵细胞膜融合,精子进入卵子后,卵子浅层细胞质内的皮质颗粒立即释放酶类物质,使透明带结构发生变化,从而阻止其他精子穿越透明带,这一过程称为**透明带反应**(zona reaction)。精子入卵后,卵子迅速完成第二次减数分裂,同时两核靠拢,核膜消失,染色体混合,形成二倍体的**受精卵**(fertilized ovum)。

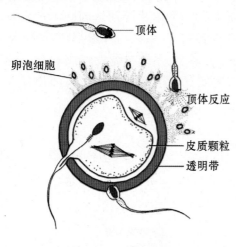

图 16-2　受精过程

受精的必备条件有:① 男女生殖管道必须畅通;② 卵细胞在排卵前必须处于第二次减数分裂中期;③ 精子必须成熟和获能;④ 精子必须有足够的数量且发育正常;⑤ 精子与卵细胞必须在限定时间内相遇,受精一般只发生在排卵后 24 小时内。

受精的意义主要在于:① 恢复细胞二倍体核型,保持染色体数目恒定,同时由于双亲遗传物质的随机组合及交换,使新个体既维持了双亲的遗传特点,又具有与亲代不完全相同的性状。② 决定新个体的性别,含 X 染色体的精子与卵子结合,受精卵将发育为女性,含 Y 染色体的精子与卵子结合,受精卵将发育为男性;③ 激发卵裂,受精前卵子代谢缓慢,受精后被激发,转入旺盛的能量代谢与生化合成,受精卵不断地进行细胞分裂和分化,同时启动胚胎发育的进程,直至新个体形成。

知识链接 ···

人工授精和试管婴儿

男女生殖管道不通畅、男子精子数量过少、活动能力较弱,都会导致不孕。此时可以采用人工的方法使精子和卵子结合,即人工授精。用人工的方法将精液注入正处于排卵前期的女性生殖管道内,使精子和卵子结合成受精卵,并在母体内发育成胎儿,称为体内人工授精。用人工的方法取出卵子,使其与获能的精子在试管内受精,发育为早期胚胎,并移植于母体处于分泌期的子宫内发育直到分娩,这种由体外受精和胚胎移植技术产生的胎儿称为试管婴儿。目前,体外受精获得的早期人胚,经冷冻保存后再移植入子宫也获得成活。

二、卵裂、胚泡形成与植入

（一）卵裂

受精卵由输卵管向子宫运行过程中,不断进行有丝分裂,此过程称为**卵裂**（cleavage）。卵裂产生的细胞称**卵裂球**（blastomere）。随着卵裂球数目的增加,在保持总体积不变的情况下,细胞逐渐变小,受精后 72 小时形成一个由 12 ~ 16 个卵裂球组成的实心胚,称为**桑椹胚**（morula）（图 16-3,图 16-4）。在卵裂的同时,由于输卵管平滑肌的节律性收缩、管壁上皮细胞纤毛的摆动,形成管内液体流,使胚逐渐向子宫方向移动,于第四日,桑椹胚由输卵管进入子宫腔。

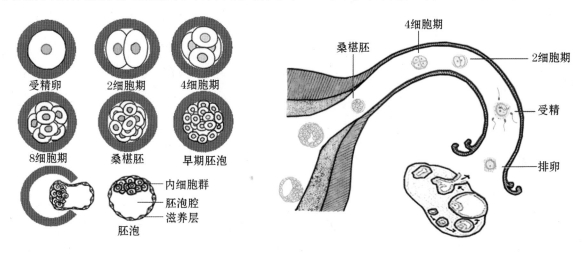

图 16-3　早期卵裂与胚泡形成过程　　　　图 16-4　排卵、受精与卵裂过程

（二）胚泡形成

桑椹胚在子宫腔内继续进行细胞分裂,当卵裂球数达到 100 个左右时,细胞间出现若干小的腔隙,并逐渐汇合成一个大腔,腔内充满液体,胚呈现为囊泡状,称为**胚泡**（blastocyst）。胚泡壁由单层扁平细胞构成,与吸收营养有关,称为**滋养层**（trophoblast）,中心的腔称为**胚泡腔**（blastocoele）,腔内一侧的一群细胞,称为**内细胞群**（inner cell mass）（图 16-3,图 16-4）。伴随胚泡的形成,透明带开始溶解并逐渐消失。

（三）植入

胚泡逐渐埋入子宫内膜的过程称为**植入**（implantation）。植入于受精后第 5 ~ 6 日开始,第 1 ~ 12 日完成。

植入时,透明带已完全溶解消失,内细胞群侧的滋养层先与子宫内膜接触,分泌蛋白酶消化与其接触的内膜组织,胚泡则沿着被消化组织的缺口逐渐埋入内膜功能层。在植入过程中,与内膜接触的滋养层细胞迅速增殖,滋养层增厚,并分化为内、外两层。外层细胞相互融合,细胞间界线消失,称为**合体滋养层**（syncytiotrophoblast）;内层细胞界线清楚,由单层立方细胞组成,称为**细胞滋养层**（cytotrophoblast）。细胞滋养层细胞通过分裂增殖,补充融入合体滋养层。胚泡全部植入子宫内膜后,缺口修复,植入完成。这时整个滋养层均分化为两层,合体滋养层内出现腔隙,因与子宫内膜的小血管相通,其内充满母体血液（见图 16-5）。

植入完成后的子宫内膜血液供应更丰富,腺体分泌更旺盛,基质细胞变肥大,富含糖原和脂滴,内膜进一步增厚。子宫内膜的这些变化称为**蜕膜反应**,此时的子宫内膜称为**蜕膜**（decidua）,

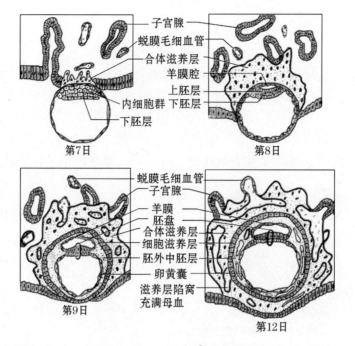

图 16-5　植入与二胚层胚盘形成过程

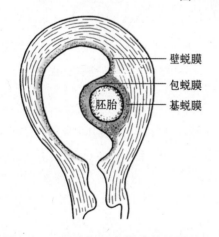

图 16-6　胚胎与子宫蜕膜的位置关系

基质细胞改称**蜕膜细胞**（decidual cell）。根据蜕膜与胚的位置关系，将其分为三部分：① **基蜕膜**（decidua basalis），位居胚深部；② **包蜕膜**（decidua capsularis），覆盖在胚的宫腔侧；③ **壁蜕膜**（decidua parietalis），是子宫其余部分的蜕膜（图 16-6）。

胚泡的植入部位通常在子宫体和底部，最多见于后壁。若植入位于近子宫颈处，在此形成胎盘，称为**前置胎盘**（placenta previa），分娩时胎盘可堵塞产道，导致胎儿娩出困难。若植入在子宫以外部位，称为**异位妊娠**，常发生在输卵管，偶见于子宫阔韧带、肠系膜，甚至卵巢表面等处。异位妊娠胚胎多因营养供应不足，早期死亡；少数植入输卵管的胚胎发育到较大后，引起输卵管破裂和大出血。胚泡的植入是以母体性激素的正常分泌使子宫内膜保持在分泌期为基础的，透明带消失和胚泡适时进入宫腔是植入的条件。

知识链接 ···

避 孕 措 施

根据受精及植入所需条件，可采取不同的避孕方法，如应用避孕套、输卵管粘堵或输精管结扎等措施，可以阻止精子与卵子相遇；在子宫内放置避孕环可改变子宫腔内环境，从而阻碍胚泡植入；避孕药可干扰子宫内膜周期性变化，使之与胚泡发育不同步，亦可阻碍植入。

三、胚层的形成与分化、胚体的建立

（一）二胚层胚盘形成

在第二周胚泡植入过程中，内细胞群的细胞也增殖分化，逐渐形成一个圆盘状的**胚盘**（embryonic disc），由两个胚层组成，称为**二胚层胚盘**。邻近滋养层的一层柱状细胞为**上胚层**（epiblast），位居胚泡腔侧的一层立方细胞为**下胚层**（hypoblast）（见图16-5）。

随着上胚层细胞的增殖，其内出现一个充满液体的小腔隙，为**羊膜腔**，腔内液体为**羊水**。近滋养层的一层上胚层细胞形状扁平，形成最早的**羊膜**。羊膜与上胚层的其余部分共同包裹羊膜腔，形成**羊膜囊**，故上胚层构成羊膜腔的底。下胚层的周缘向腹侧延伸形成由单层扁平上皮细胞围成的另一个囊，称为**卵黄囊**，故下胚层构成卵黄囊的顶。

上胚层、下胚层紧贴构成的二胚层胚盘是人体的原基，滋养层、羊膜囊和卵黄囊则是提供营养和起保护作用的附属结构。

此时期的胚泡腔内还出现松散分布的星状细胞，充填于细胞滋养层和卵黄囊、羊膜囊之间，形成**胚外中胚层**（见图16-5）。继而细胞间出现腔隙，腔隙逐渐汇合增大，在胚外中胚层内形成一个大腔，称为**胚外体腔**。胚外中胚层则分别附着于滋养层内面及卵黄囊和羊膜囊的外面。随着胚外体腔的扩大，羊膜囊与滋养层之间仅靠少量胚外中胚层直接相连，这部分胚外中胚层称为**体蒂**（body stalk），体蒂将发育为脐带的主要成分（图16-7）。

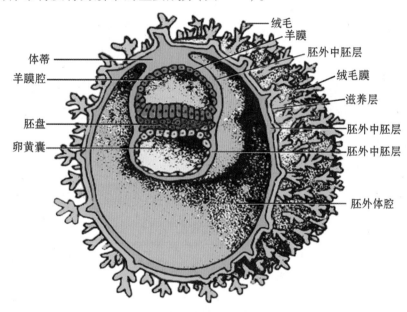

图16-7　胚的剖面模式图

（二）三胚层胚盘形成

至第3周初，部分上胚层细胞增殖较快，在上胚层正中线尾侧形成一条增厚区，称**原条**（primitive streak）。原条的头端略膨大，为**原结**（primitive node）（见图16-8）。原条的出现，胚盘即可区分出头尾端和左右侧，原条所在的一端为胚体的尾端。继而在原条的中线出现浅沟，原结的中心出现浅凹，分别称**原沟**（primitive groove）和**原凹**（primitive pit）。原沟深部的细胞在上、下胚层之间向周边扩展迁移。一部分细胞填充在上下胚层之间，形成**胚内中胚层**，称为**中胚层**（mesoderm），它在胚盘边缘与胚外中胚层续连。另一部分细胞同时进入下胚层，并逐渐全部置换了下胚层的细胞，形成一层新的细胞，称为**内胚层**（endoderm），在内胚层和中胚层出现之后，原上胚层改称为**外胚层**（ectoderm）。在第3周末，三胚层胚盘形成，三个胚层均起源于上胚层。

从原凹向头侧迁移的细胞，在上、下胚层间形成一条单独的细胞索，称为**脊索**（notochord）。

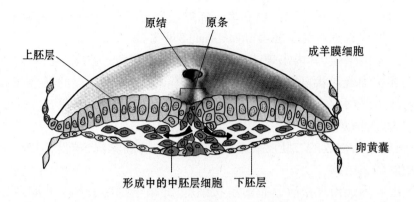

图 16-8 三胚层形成示意图

脊索在胚胎早期起一定支架作用(图 16-9)。在脊索的头侧和原条的尾侧,各有一个无中胚层的小区,此处内、外胚层相贴,呈薄膜状,分别称为**口咽膜**和**泄殖腔膜**。随着胚体发育,脊索向头端生长,原条则相对缩短,最终消失。

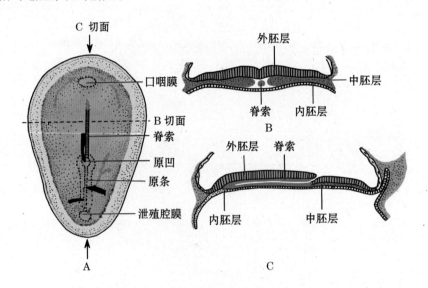

图 16-9 中胚层及脊索形成示意图

(三)三胚层的分化与胚体形成

从第 4 周初至第 8 周末,各器官的雏形建成,胚胎初具人形。

1. **三胚层的分化** 三胚层形成后,随即分化形成各种器官的原基。

(1)**外胚层的分化** 脊索形成后,诱导其背侧中线的外胚层增厚呈板状,称为**神经板**(neural plate)。神经板随脊索的生长而增长,且头侧宽于尾侧。继而神经板中央沿长轴向脊索方向凹陷,形成**神经沟**(neural groove),沟两侧边缘隆起称为**神经褶**(neural fold),两侧神经褶在神经沟中段靠拢愈合,并向两端延伸,头尾两端暂时存留的孔分别称前神经孔和后神经孔,两孔在第 4 周愈合,使神经沟完全封闭为一条管状结构,称为**神经管**(neural tube,见图 16-10)。神经管将分化为中枢神经系统的脑和脊髓以及松果体、神经垂体和视网膜等。若前神经孔未闭,将形成无脑儿畸形;若后神经孔未闭,将形成脊髓脊柱裂畸形。

神经褶在愈合过程中,神经板外侧缘的一些细胞迁移到神经管背侧形成一条纵行细胞索,继

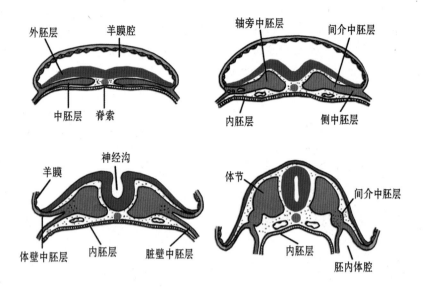

图 16-10　神经管形成及中胚层早期分化示意图

而纵裂为两条,分别位于神经管的背外侧,称为**神经嵴**(neural crest)。神经嵴将分化为周围神经系统及肾上腺髓质等结构。

位于体表的表面外胚层,将分化为皮肤的表皮及其附属器,以及牙釉质、角膜上皮、晶状体、内耳膜迷路、腺垂体、口腔、鼻腔及肛门的上皮等。

(2) **中胚层的分化**　脊索两旁的中胚层发育较快,从内侧向外侧依次分化为轴旁中胚层、间介中胚层和侧中胚层(图 16-10)。中胚层的细胞通常先形成**间充质**,然后分化为各种结缔组织以及血管、肌组织等,脊索则大部份退化消失。① **轴旁中胚层**(paraxial mesoderm)紧邻脊索两侧的中胚层细胞迅速增殖,形成一对纵行的细胞索,即轴旁中胚层。它随即裂为块状细胞团,称为**体节**。体节左右成对,从颈部向尾部依次形成,随胚龄的增长而增多。第 5 周时,体节全部形成,共42~44 对。体节将分化为背侧皮肤的真皮、骨骼肌及大部分中轴骨骼(如脊柱、肋骨)。② **间介中胚层**(intermediate mesoderm)位于轴旁中胚层与侧中胚层之间,分化为泌尿生殖系统的主要器官。③ **侧中胚层**(lateral mesoderm)是中胚层最外侧的部份,两侧的侧中胚层在口咽膜的头侧汇合为生心区。随着胚体的形成,生心区移到胚体原始消化管的腹侧,口咽膜的尾侧,分化形成心脏。其余的侧中胚层迅速裂为两层:与外胚层邻近的一层,称为**体壁中胚层**(parietal mesoderm),将分化为胸腹部和四肢的骨骼、骨骼肌、血管和结缔组织;与内胚层邻近的一层,称为**脏壁中胚层**(visceral mesoderm),覆盖于原始消化管外面,将分化为消化和呼吸系统的肌组织、血管、结缔组织和间皮等。两层之间的腔为**胚内体腔**,从头端到尾端将分化为心包腔、胸膜腔和腹膜腔。

(3) **内胚层的分化**　在胚体形成的同时,内胚层卷折形成原始消化管。原始消化管将分化为消化管、消化腺、呼吸道和肺的上皮组织,以及中耳、甲状腺、甲状旁腺、胸腺、膀胱等器官的上皮组织。

2. **胚体形成**　人胚发育至第 4 周,随着三胚层的分化,胚盘边缘向腹侧卷折形成**头褶**、**尾褶**和左右**侧褶**,扁平形胚盘逐渐变为圆柱形的**胚体**。

胚盘卷折主要是由于胚盘各部分细胞生长速度不同引起,如胚盘中部的生长速度快于边缘部,外胚层的生长速度又快于内胚层,胚盘头尾方向快于左右方向的生长,头侧的生长速度又快于尾侧,因而胚盘卷折为头大尾小的圆柱形胚体,胚盘边缘则卷折到胚体腹侧,最终在脐处会聚。

最后圆柱形胚体形成有如下特点:胚体突入羊膜腔的羊水内;体蒂和卵黄囊连于胚体腹侧脐处,外包羊膜,形成**原始脐带**;口咽膜和泄殖腔膜分别转到胚体头和尾的腹侧;外胚层包于胚体外表;内胚层卷折到胚体内,形成头尾方向的**原始消化管**,其中段的腹侧与卵黄囊通连,头端由口咽膜封闭,尾端由泄殖腔膜封闭。至第8周末,胚体外表已可见眼、耳、鼻的原基和发育中的四肢,初具人形(图16-11)。

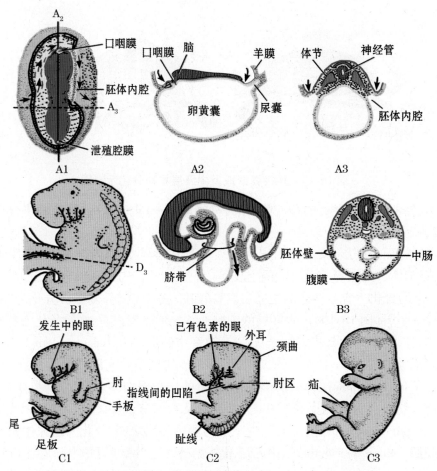

图16-11 胚体外形及内部结构演变示意图(第3~8周)

A1:第20日人胚背面观;A2:为A1的纵切面;A3:为A1的横切面;B1:第28日人胚侧面观;
B2:为B1的纵切面;B3:为B1的横切面;C1:胚的第33日;C2:胚的第48日;C3:胚的第56日

四、胎膜与胎盘

随着胚体的形成及三胚层的分化,胎膜与胎盘也逐渐形成。胎膜和胎盘是对胚胎起保护、营养、呼吸和排泄等作用的附属结构。胎儿娩出后,胎膜、胎盘与子宫蜕膜一并排出,总称为**衣胞**(afterbirth)。

(一)胎膜

胎膜(fetal membrane)包括绒毛膜、羊膜、卵黄囊、尿囊和脐带(见图16-12)。

1. 绒毛膜(chorion) 由滋养层和衬于其内的胚外中胚层组成。胚泡植入完成后,细胞滋养层的细胞局部增殖,形成许多伸入合体滋养层内的隆起,称为绒毛干。第2周末的绒毛干仅由外

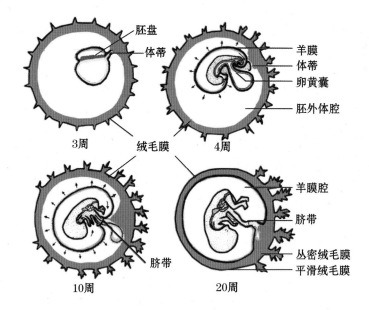

图 16-12 胎膜演变模式图

表的合体滋养层和内部的细胞滋养层构成,称为**初级绒毛干**。第 3 周时,胚外中胚层逐渐伸入初级绒毛干内,改称为**次级绒毛干**。此后,绒毛干内的胚外中胚层分化为富含血管的结缔组织,形成**三级绒毛干**。各级绒毛干的表面都发出分支,形成许多细小的绒毛。同时,绒毛干末端的细胞滋养层细胞增殖,穿出合体滋养层,伸抵蜕膜组织,将绒毛干固着于蜕膜上,使绒毛膜与子宫蜕膜牢固连接(图 16-13)。绒毛干之间的间隙,称为**绒毛间隙**,其内充满来自子宫螺旋动脉的母体血,绒毛浸浴其中,有利于汲取母血中的营养物质并排出代谢产物。

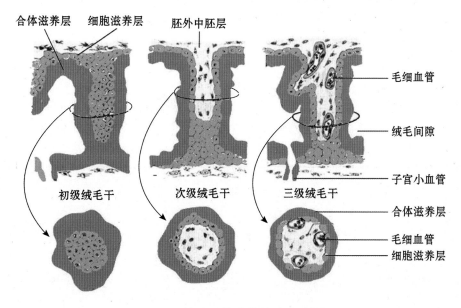

图 16-13 绒毛干的分化发育示意图

胚胎早期,整个绒毛膜表面的绒毛均匀分布。第 8 周后,由于包蜕膜侧的血供匮乏,绒毛逐渐退化、消失,形成表面无绒毛的**平滑绒毛膜**(smooth chorion)。基蜕膜侧血供充足,该处绒毛反复分支,生长茂密,称为**丛密绒毛膜**(villous chorion,见图 16-14)。丛密绒毛膜与基蜕膜组成胎

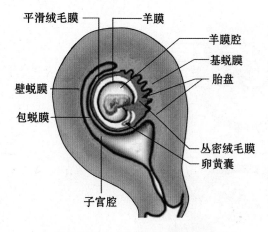

平滑绒毛膜 —— 羊膜
—— 羊膜腔
—— 基蜕膜
壁蜕膜 —— 胎盘
包蜕膜 ——
—— 丛密绒毛膜
—— 卵黄囊
子宫腔

图 16-14　胎膜、蜕膜与胎盘

盘,其内的血管通过脐带与胚体内的血管连通。此后,随着胚胎的发育增长及羊膜腔的不断扩大,羊膜、平滑绒毛膜和包蜕膜进一步凸向子宫腔,最终与壁蜕膜融合,子宫腔逐渐消失。

知识链接 ··················

葡 萄 胎

在绒毛膜发育过程中,滋养层细胞过度增生,绒毛内结缔组织变性水肿,血管消失,胚体因缺乏营养而死亡,绒毛形成大小不等的水泡状结构,称为葡萄胎。病人多半在妊娠的第4~5个月出现症状,由于胎盘绒毛水肿致子宫体积明显超过正常5个月妊娠,但听不到胎心,又无胎动。由于滋养细胞增生,患者血和尿中绒毛膜促性腺激素(HCG)明显增高。滋养层细胞侵袭血管能力很强,故子宫会反复不规则流血,偶有葡萄状物流出。葡萄胎经彻底清宫后,绝大多数能痊愈。但如果滋养层细胞发生恶性病变,则发展为绒毛膜上皮癌。因葡萄胎有恶变的潜能,患者若不需要再生育,可考虑子宫切除。

2. **羊膜**(amnion)　为半透明薄膜,由一层羊膜上皮和少量胚外中胚层构成。羊膜腔内充满羊水,胚胎在羊水中生长发育(见图 16-12)。羊膜在胚胎的腹侧包裹在体蒂、卵黄囊及尿囊的表面,形成脐带。羊水主要由羊膜不断分泌产生,又不断地被羊膜吸收和胎儿吞饮,使羊水不断更新。

羊水为胚胎生长发育提供良好环境,胚胎在羊水中可较自由活动,有利于骨骼和肌肉发育,并防止胚体局部粘连或受外力的压迫与振荡。临产时,羊水还具有扩张宫颈与冲洗产道的作用。随着胚胎的长大,羊水也相应增多,分娩时有 1000~1500 ml。若羊水含量不正常,可能与某些先天性畸形有关,如胎儿无肾或尿道闭锁可致羊水过少,胎儿消化道闭锁或无脑儿、脑积水等可致羊水过多。

3. **卵黄囊**(yolk sac)　位于原始消化管腹侧(见图 16-12)。人胚胎的卵黄囊较小,内无卵黄,被包入脐带后,与原始消化管相连的狭窄部分称为**卵黄蒂**。卵黄蒂于第 6 周闭锁,卵黄囊也逐渐退化,但人类的造血干细胞和原始生殖细胞却分别来自卵黄囊的胚外中胚层和内胚层。

如果卵黄蒂基部退化不全,则在成人回肠壁上距回盲部 40~50 cm 处保留一段盲囊,称为**回肠憩室**或**麦克尔憩室**,其顶端可有纤维索与脐相连,病人一般无症状,当有炎症时,临床症状似阑尾炎。如果卵黄蒂未退化,出生后肠与脐之间则残存一瘘管,肠在脐部与外界相通,当腹压增高时,肠内容物即可从此处溢出,称为**脐粪瘘**。

4. **尿囊**(allantois)　是从卵黄囊尾侧向体蒂内伸出的一个盲管,随着胚体的形成而开口于原始消化管尾段的腹侧,与后来的膀胱通连。尿囊闭锁后形成膀胱至脐的**脐正中韧带**。尿囊壁的胚外中胚层形成脐血管。

5. **脐带**(umbilical cord)　是连于胎儿脐部与胎盘间的索状结构,是胎儿与胎盘间物质运输的通道。脐带外被羊膜,内含体蒂分化的黏液性结缔组织。结缔组织内除有闭锁的卵黄蒂和尿囊外,还有脐动脉和脐静脉。脐血管的一端与胚胎血管相连,另一端与胎盘绒毛血管续连。脐动脉有两条,将含氧低的胚胎血液运送至胎盘绒毛内,在此绒毛毛细血管内的胚胎血与绒毛间隙内的母体血进行物质交换。脐静脉仅有一条,将胎盘绒毛汇集的吸纳了丰富营养和氧的血液送回胚胎。胎儿出生时,脐带长 40~60 cm。脐带过短,胎儿娩出时易引起胎盘过早剥离,造成出血过多;脐带过长,易缠绕胎儿肢体或颈部,影响胎儿的发育,严重时可导致胎儿窒息死亡。

（二）胎盘

在胚胎发育过程中,胎儿从母体吸取营养的方式不断变化。早期是通过滋养层从子宫蜕膜中吸取营养,随后是通过绒毛膜的绒毛从绒毛间隙中吸取营养,最后是通过脐带从胎盘中吸取营养。

1. 胎盘的结构 胎盘（placenta）是由胎儿的丛密绒毛膜与母体的基蜕膜共同组成的圆盘形结构（见图 16-12,图 16-14）。胎盘的胎儿面光滑,表面覆有羊膜,脐带附于中央或稍偏,透过羊膜可见呈放射状走行的脐血管分支。胎盘的母体面粗糙,为与子宫剥离后的基蜕膜,可见由浅沟分隔的**胎盘小叶**。绒毛膜发出 40~60 根绒毛干。绒毛干又发出许多细小绒毛,干的末端以细胞滋养层细胞固着于基蜕膜上。脐血管的分支沿绒毛干进入绒毛内,形成毛细血管。绒毛间隙内有基蜕膜构成的短隔伸入,称为**胎盘隔**（placental septum）。胎盘隔将胎盘分隔成 15~30 个胎盘小叶,每个小叶含 1~4 根绒毛干及其分支。子宫螺旋动脉与子宫静脉开口于绒毛间隙,故绒毛间隙内充以母体血液,绒毛浸在母血中（图 16-15）。

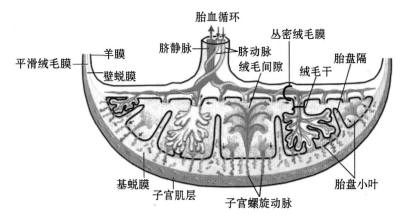

图 16-15 胎盘结构模式图

2. 胎盘的血液循环和胎盘膜 胎盘内有母体和胎儿两套血液循环,两者的血液在各自的封闭管道内循环,互不相混,但可进行物质交换。母体动脉血从子宫螺旋动脉流入绒毛间隙,在此与绒毛内毛细血管的胎儿血进行物质交换后,由子宫静脉回流入母体。胎儿的静脉血经脐动脉及其分支流入绒毛毛细血管,与绒毛间隙内的母体血进行物质交换后,成为动脉血,又经脐静脉回流到胎儿（图 16-15）。胎儿血与母体血在胎盘内进行物质交换所通过的结构,称为**胎盘膜**（placental membrane）或**胎盘屏障**（placental barrier）。早期胎盘膜由合体滋养层、细胞滋养层和基膜、薄层绒毛结缔组织及毛细血管内皮基膜和内皮组成。发育后期,由于细胞滋养层在许多部位消失以及合体滋养层在一些部位仅为一薄层细胞质,故胎盘膜变薄,胎血与母血间仅隔以毛细血管内皮和薄层合体滋养层及两者的基膜,更有利于胎血与母血间的物质交换。

3. 胎盘的功能

（1）**物质交换功能** 进行物质交换是胎盘的主要功能,胎儿通过胎盘从母血中获得营养和 O_2,排出代谢产物和 CO_2。由于某些药物、病毒和激素可以透过胎盘膜影响胎儿,故孕妇用药需慎重。

（2）**内分泌功能** 胎盘的合体滋养层能分泌数种激素,对维持妊娠起重要作用。主要为:

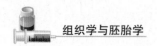

① **人绒毛膜促性腺激素**（human chorionic gonadotropin，HCG），其作用与黄体生成素类似，能促进母体黄体的生长发育，以维持妊娠，HCG 在妊娠第 2 周开始分泌，第 8 周达高峰，以后逐渐下降。② **人胎盘催乳素**（human placental lactogen），能促使母体乳腺生长发育，于妊娠第 2 个月开始分泌，第八月达高峰，直到分娩；③ **孕激素和雌激素**，于妊娠第 4 个月开始分泌，以后逐渐增多，母体的黄体退化后，胎盘的这两种激素起着继续维持妊娠的作用。

五、胎期外形特征及胎龄、预产期的推算

（一）胎期外形特征

胎期从第 9 周开始，此期特点是：各器官的生长发育、组织细胞的分化及功能均逐渐发育完善。为便于了解胎儿生长发育情况，一般以 4 周作为一个阶段来说明胎儿外形发生的变化。

第 9～12 周：第 9 周初，胎儿立高 4～5 cm 左右，体重约 8 g。第 11 周胎儿已能活动，第 12 周末，外生殖器已明显分化，可识别男女性别。此期神经系统已基本形成，指（趾）尖端开始有甲形成。

第 13～16 周：这阶段末，胎儿各部分大小较相称．胎儿皮肤菲薄，透明光滑，深红色，但尚无皮下脂肪。呼吸肌开始运动。

第 17～20 周：胎儿生长速度减慢，皮肤表面出现胎脂。本期末还可见眉毛和头发。这时期母亲已能感觉到胎动，临床上已可经孕妇腹壁听到胎心。

第 21～25 周：这时期胎儿体重增加相当快，虽然瘦，但身体各部分的比例较为相称。开始有皮下脂肪，但量少。如在此期娩出虽有存活的可能，但大都因肺的发育尚不成熟而在数月内死亡。

第 26～29 周：此时期各器官系统的发育已近成熟，此时期早产的婴儿能啼哭和吞咽，四肢活动良好。胎儿若在此期娩出，可以存活，但死亡率很高，多数由于呼吸困难。

第 30～34 周：到此期末，睾丸下降。皮肤粉红色而光滑，手臂和腿圆胖，体内白色脂肪含量占体重的 7%～8%。

第 35～38 周：在此胎儿发育完成期，大多数胎儿是丰满的。指（趾）甲已达指（趾）尖或超过。男女婴儿均胸部发育良好且两乳突出。四肢运动频繁，肌肉张力增强。

（二）胎龄的测算

测算胎龄的方法有两种。

1. **月经龄**　从孕妇末次月经的第一日算起，至胎儿娩出共约 280 日。以 28 日为一个妊娠月，则为10 个月。妇产科常用此法。

2. **受精龄**　上述计算法与实际胎龄并不一致，因为排卵通常是在月经周期的第 14 日左右，故实际胎龄应从受精日算起，胎儿娩出时受精龄应为：280 － 14 ＝ 266（日），实为九个半月。胚胎学常用此方法。

（三）预产期的计算

从末次月经第一日算起，可概括为：年加 1，月减 3，日加 7。例如，孕妇末次月经是 2012 年 5 月10 日，其预产期是 2013 年 2 月 17 日。

六、双胎、联胎与多胎

（一）双胎

双胎（twins）又称孪生，双胎的发生率约占新生儿的 1%。双胎有双卵双胎和单卵双胎两种。

1. **双卵双胎** 一次排出两个卵子,分别受精后发育为双卵双胎。它们有各自的胎膜与胎盘,性别相同或不同,相貌和生理特性的差异如同一般兄弟姐妹。

2. **单卵双胎** 由一个受精卵发育为两个胚胎,故此种双胎胎儿的遗传基因完全一样。它们的性别一致,相貌和生理特征也极相似。单卵双胎发生的原因如下:①卵裂球分离为两团,形成两个胚泡,发育成两个胚胎,他们有各自的羊膜腔、绒毛膜、胎盘和脐带。但人的卵裂球围以透明带,卵裂球分离的可能性较小。②一个胚泡内出现两个内细胞群,各发育为一个胚胎,他们有各自的羊膜和脐带,但共用一个绒毛膜与胎盘。③胚盘上出现两个原条与脊索,诱导形成两个神经管,发育为两个胚胎,他们各有一条脐带,但同处一个羊膜腔内,共用一个绒毛膜与胎盘(图16-16)。

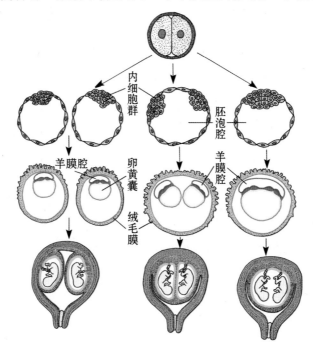

图16-16 单卵孪生形成示意图

(二)多胎

一次娩出两个以上新生儿为**多胎**(multiplets)。多胎的原因可以是单卵性、多卵性或混合性,常为混合性多胎。多胎发生率低,三胎约万分之一,四胎约百万分之一;四胎以上更为罕见,多不易存活。

(三)联胎

在单卵双胎中,当一个胚盘出现两个原条并分别发育为两个胚胎时,若两原条靠得较近,胚胎分离不完全,发生局部相联,称为**联胎**(conjoined twins)。联胎有对称型和不对称型两类。对称型指两个胚胎一样大小,根据联体的部位分为头联胎、颜面联胎、胸腹联胎、腹部联胎、臀部联胎等;不对称联胎是指两个胚胎一大一小,小者常发育不全,形成寄生胎或胎中胎(见图16-17)。

七、先天性畸形

先天性畸形(congenital malformation)是由于胚胎发育紊乱而出现的形态结构异常。近些年来,随着现代工业发展和环境污染的加重,先天畸形的发生率有上升趋势。

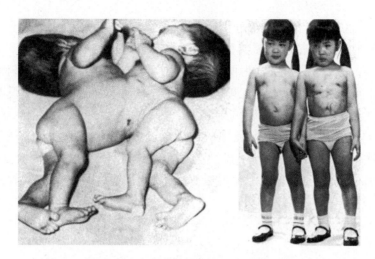

图 16-17　腹部联体（手术前后）

（一）先天性畸形的发生原因

先天性畸形的发生原因可分为遗传因素、环境因素和两者的相互作用。

1. 遗传因素　引起先天性畸形的遗传因素可分为染色体畸变和基因突变两类。

（1）**染色体畸变**（chromosome aberration）　包括染色体数目的异常和染色体结构异常。染色体数目减少常见于单体型。常染色体的单体型胚胎几乎不能存活，性染色体的单体型胚胎约有97%死亡，3%成活，但有畸形，如先天性卵巢发育不全即 Turner 综合征（45，X）。染色体数目的增多也可引起畸形，多见于三体型，如21号染色体的三体型可引起先天愚型即唐氏综合征（Down's syndrome），18号染色体的三体型可引起 Edward 综合征，13号染色体三体型可引起 Patau 综合征，性染色体三体型（47，XXY）可引起先天性睾丸发育不全（即 Klinefelter 综合征）。染色体的结构畸变也可引起畸形，如5号染色体短臂末端断裂缺失可引起猫叫综合征。

（2）**基因突变**（gene mutation）　指 DNA 分子碱基组成或排列顺序发生改变，而染色体外形见不到异常。基因突变引起的畸形主要有软骨发育不全、肾上腺肥大、小头畸形、无虹膜、多发性结肠息肉、皮肤松垂症，睾丸女性化综合征等。

2. 环境因素　能引起先天性畸形的环境因素统称为**致畸因子**（teratogen）。致畸因子主要有以下三类。

（1）**生物性致畸因子**　目前已经确定对人类胚胎有致畸作用的生物因子有：风疹病毒、巨细胞病毒、单纯疱疹病毒、弓形体、梅毒螺旋体等。它们有些穿过胎盘屏障直接作用于胚体，有些则作用于母体和胎盘，引起母体发热、缺氧、脱水、酸中毒等，干扰胎盘的功能，破坏胎盘屏障，从而间接地影响胚胎发育。

（2）**物理性致畸因子**　常见的有各种射线、机械性压迫和损伤等。放射线能致胎儿小头畸形、脊柱裂、智力低下等，尤其妊娠三个月以内最为敏感。

（3）**化学性致畸因子**　工业"三废"、农药、食品添加剂和防腐剂中，含有一些有致畸作用的化学物质。如某些多环芳香碳氢化合物，某些亚硝基化合物，某些烷基和苯类化合物，某些农药如敌枯双，某些重金属如铅、砷、镉、汞等。20世纪60年代"反应停事件"后，药物致畸作用引起人们的普遍重视，并对药物进行严格的致畸检测。现已确定的致畸药物及致畸类型举例（见表16-1）。

表 16-1 致畸药物及致畸类型

药物类别	药物名称	致畸类型
抗肿瘤药	氨甲蝶呤、苯丁酸氮芥、环磷酰胺	无脑、小头及四肢畸形、泌尿道畸形
抗生素	四环素、链霉素、新生霉素	牙釉质发育不全、先天性耳聋、先天性白内障和短指
镇静药	沙利度胺、地西泮、氯丙嗪	无肢、短肢、唇裂
皮肤药	异维 A 酸、阿维 A 脂	中枢神经系统及颜面畸形、心脏畸形
抗凝血药	双香豆素、华法林	鼻骨发育不全
性激素	黄体酮、睾丸酮	外生殖器畸形

3. 环境因素与遗传因素在畸形中的相互作用 在畸形的发生中,环境因素与遗传因素的相互作用是非常明显的。一方面,环境致畸因子通过引起染色体畸变和基因突变而导致先天性畸形;另一方面,胚胎的基因型决定和影响胚胎对致畸因子的易感程度。在环境因素与遗传因素相互作用引起的先天性畸形中,衡量遗传因素所起作用的指标称遗传度。某种畸形的遗传度越高,说明遗传因素在该畸形发生中的作用越大。例如先天性心脏畸形的遗传度为 35%,先天性巨结肠为 80%,脊柱裂为 60%,无脑儿为 60%,腭裂为 76%,先天性幽门狭窄为 75%。

(二)致畸敏感期

胚胎发育是一个连续的过程,处于不同发育阶段的胚胎对致畸作用的敏感程度也不同。其中,胚期(受精后第 3~8 周)是最易受致畸因子作用发生畸形的时期称为**致畸敏感期**(susceptible period)。此时期,胚胎细胞增生、分化活跃,胚体形态发生变化复杂,对环境因素的作用十分敏感,某些有害因素(病毒、药物等)易通过母体影响胚胎发育,导致发生某些严重的先天性畸形。

此外,不同致畸因子对胚胎的致畸敏感期也不同。例如,风疹病毒的致畸敏感期为受精后第一个月,畸形发生率为 50%;第 2 个月便降为 22%,第 3 个月只有 6%~8%。反应停的致畸敏感期为受精后 21~40 日。

(三)先天性畸形的预防和产前检查

婚前进行全面的遗传咨询、妊娠期间避免接触环境致畸因子、需要时进行产前检查等皆能有效预防先天性畸形患儿的出生。

目前常用的产前检查方法有四种。

1. 羊水检查 妊娠第 15~17 周,用羊膜穿刺法取羊水,做羊水细胞的染色体核型检查和 DNA 分析。有开放性神经管缺陷时,羊水中出现乙酰胆碱酯酶同工酶,甲胎蛋白的含量可比正常高出数十倍。诊断肾上腺性征综合征,可测定羊水中 17-羟孕酮的含量。诊断甲状腺发育异常,可测定羊水中甲状腺素和促甲状腺素的含量。染色体异常引起的先天畸形,如唐氏综合征和 Turner 综合征等,可通过染色体分析确定。

2. 绒毛膜检查 通过绒毛膜活检(CVB)可诊断胚胎的染色体异常,又可做 DNA 分析。该项检查在妊娠第 8 周即可进行。

3. 胎儿镜检查 胎儿镜是用光导纤维制成的一种内镜,在妊娠第 15~20 周使用最好。通过胎儿镜可直接观察胎儿外部结构有无异常,并可采取胎儿血液、皮肤等样本做进一步检查。还可直接给胎儿注射药物或输血。

4. B 型超声波检查 是一种简便易行且安全可靠的宫内诊断方法,可在荧光屏上清楚地看到胎儿的影像,不仅能诊断胎儿外部畸形,还可诊断某些内脏畸形。

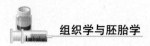

知识链接 ···

先天畸形的宫内治疗

目前能用药物进行宫内治疗的先天性畸形很有限,进展较快并能迅速收效的宫内治疗方法是宫内手术。如:通过胎儿颅脑穿刺手术治疗胎儿脑积水、脑室－羊膜腔沟通术治疗阻塞性脑积水,胎儿肾积水,存活率分别为44.2%和82.3%。用宫内胎儿胸腔穿刺治疗乳糜胸。另外,动物实验研究,膈疝、脐疝、腹壁裂和轻度脊柱裂等畸形均可做宫内手术治疗。

思考题

1. 简述受精的概念、过程及意义。
2. 简述三胚层的形成和分化。
3. 简述胎盘的结构和功能。
4. 简述胎膜的组成和功能。

(朱劲华)

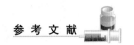

参 考 文 献

1. 高英茂．组织学与胚胎学［M］．北京：人民卫生出版社,2005.

2. 徐昌芬,陈永珍,王晓冬．组织胚胎学［M］．南京：东南大学出版社,2006.

3. 邹仲之,李继承．组织学与胚胎学［M］.7 版．北京：人民卫生出版社,2008.

4. 唐军民,高俊玲,白咸勇,等．组织学与胚胎学［M］.3 版．北京：北京大学医学出版社,2008.

5. 高英茂．组织学与胚胎学［M］.2 版．北京：人民卫生出版社,2010.

6. 朱大年．生理学［M］.7 版．北京：人民卫生出版社,2008.